心も体もラク〜になる

宇宙一 ゆる〜い ヨガ

「ゆるぴこヨガ」講師　PICO

もくじ

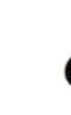

はじめに …… 4
PICOの宇宙一ゆる〜いヨガの3つの〝だいじょうぶ〟 …… 4
呼吸法がわからなくても、だいじょうぶ …… 6
からだが硬くても、だいじょうぶ …… 8
できなくても、だいじょうぶ …… 10
ゆるぴこヨガの進め方 …… 12
❶疲れたとき／❷気分が落ち込んでいるとき／❸パワーを上げたいとき／❹ぐっすり眠りたいとき／❺自由になりたいとき／❻運気を上げたいとき
そもそもヨガって何？ …… 19
ヨガの発祥と歴史 …… 20
ゆるぴこヨガ 本書の使い方 …… 22

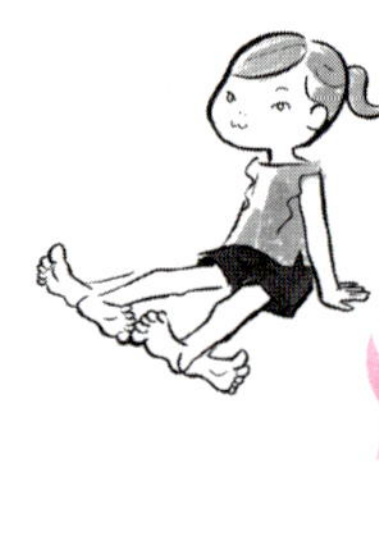

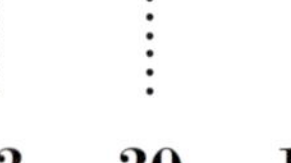

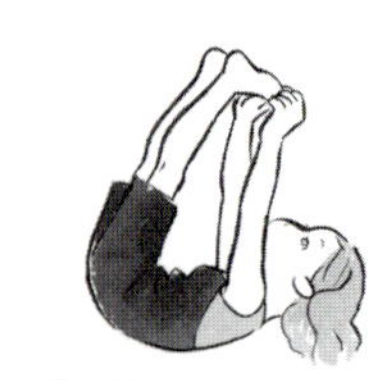

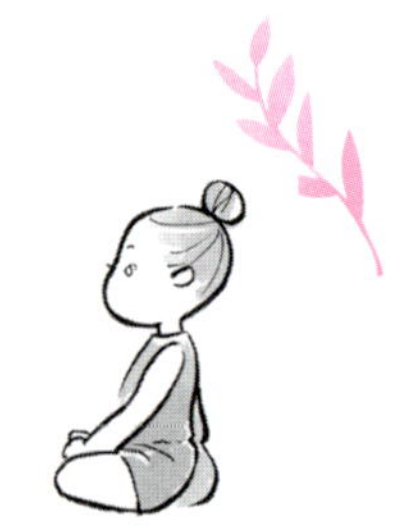

ゆるぴこヨガ41のポーズ……24
※ポーズを部位別に検索したいときは、索引（P124）を参考にしてください
宇宙とつながるシャーバアーサナ……106
ゆるぴこヨガ流　シャーバアーサナのススメ……108
読むヨガ……110
ゆるぴこヨガと出会って
宇宙一ゆる〜いヨガは、
こんな変化をもたらしてくれました……112
毎日どこでもできる！〜日常の動作集〜……114
ゆるぴこヨガ索引……124
おわりに……127

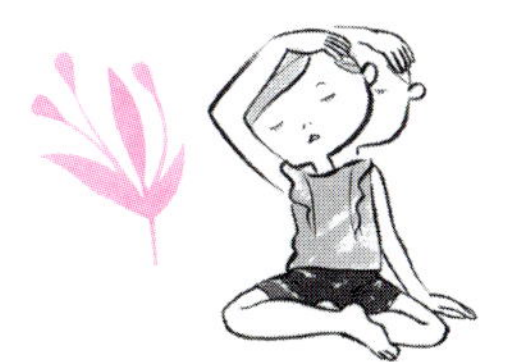
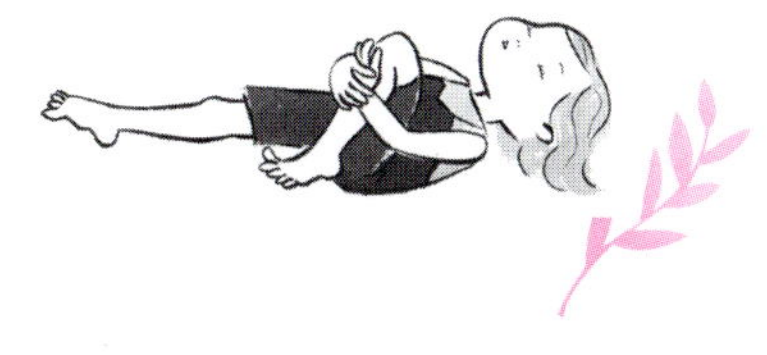

はじめに
PICOの宇宙一ゆる〜いヨガの
3つの〝だいじょうぶ〟

今、世の中にはたくさんの「健康になるための本」が出ています。ヨガの本もそう。どの本をめくっても、手脚が長く、美しくポーズを決めるモデルさんがそこにいて、本当に憧(あこが)れます。あんなふうになれたら、どんなに素敵でしょうか。

でも鏡を見ると、とてもそれとは遠い自分がいる。本の中にある、「こうやったらダメですよ」というNGポーズしかできなかったりする。いくら「やさしいヨガ」「かんたんなヨガ」と書いてあっても、ヨガのポーズはそんなに変わらない。

だったら、わたしがつくればいい！　そう思いました。

シニアの方や小学生の子にもハードルが低く、肉体に負担をかけずにできるヨガはないか――。その理想を実現すべく、現場で10年もの時間をかけ、メンバーさんたちとつくりあげたのが、この「ゆるぴこヨガ」です。

わたしがいつも、みなさんにかけている言葉があります。

「だいじょうぶ、だいじょうぶ」

ゆるぴこヨガには、3つの〝だいじょうぶ〟があります。呼吸法がわからなくても、だいじょうぶ。からだが硬くても、だいじょうぶ。できなくても、だいじょうぶ。

さぁ！ ヨガをするのが怖くない、難しくない、そんな世界がきましたよ！ わたしと一緒に、世界を広げていきましょう。

Pico Paráconnector
すべてをつなぐもの
PICO

呼吸法がわからなくても、だいじょうぶ

私たちは生まれてからずっと呼吸をしています。私たちがその存在を忘れていても、からだはちゃんと呼吸をしてくれているのです。

ヨガではたくさんの呼吸法があります。「何秒数えて、息を吸って」「息を止めて」「何秒数えながら、息を吐いて」。無意識に行っている呼吸を意識的にコントロールしていくのですが、それには練習が必要です。

そのため、ヨガの呼吸法はなんだか難しい、面倒と感じる人も多くいます。

そして、呼吸の仕方を考えるあまり、そのうちひとりでは続かなくなり、いつの間にかやめてしまう、ということになります。

呼吸をするのが苦手、呼吸が浅くて困るという人でも、だいじょうぶ。練習しなくても、呼吸はごく自然にできるもの。そういう認識をもてたら、とてもかんたんです。ただ、呼吸に意識を向ける、だけにしていけばよいのです。

生まれてからずっと絶え間なく続いてくれている呼吸。私たちがすっかり忘れていてもちゃんと続いてくれている呼吸。呼吸していないときなどなかったのですから、意識を向けるだけで、その世界が広がります。

呼吸は難しいものではありません。吸って、吐いて。あなたのからだが長年やってくれてることに、気がつくだけです。

からだが硬くても、だいじょうぶ

「からだがすごく硬いのですが、わたしにもできるのでしょうか？」

わたしのヨガのレッスンにはじめて参加される方が、必ずと言ってよいほどおっしゃる言葉です。

ヨガといえば、くねくねに柔らかい動きをして、手足がどうなっているのかわからない難解なポーズをする……。そんなイメージをもたれている方もいます。「とてもじゃないけど、あんなふうにはできないわ」と、半ばこわごわ、レッスンにやってきます。

インストラクターもからだが柔らかく、常連のメンバーもペターッと開脚している。そんな姿を横目で見るだけで、落ち込む方も少なくありません。

それでも、からだを動かしてみたい、からだをゆるめたい、ヨガの世界に触れてみたい。そんな人のために、わたしのゆるぴこヨガがあります。

からだが柔らかくなくて、だいじょうぶ。そもそもヨガとは、からだを柔らかくするものではありません。

いわゆるヨガのレッスン本に載っているようなポーズや、キツイと感じるようなポーズを一切とらないのが、ゆるぴこヨガ。

まず、自分の愛しいからだを見つめてあげましょう。

できなくても、だいじょうぶ

わたしたちは小さいときから、常にまわりと自分を比べて生きてきました。今でも平均値の中で自分はどのあたりにいるのだろうと、どうしても気になってしまいます。

ヨガの「ポーズをとる」ことに一生懸命になると、ついつい無理をしがち。いつのまにかからだの可動域を忘れて、無我夢中で頑張ってしまいます。

そして、せっかくヨガをしているのに、「あの人ができて自分ができない」

「自分だけ柔らかくならない」「あのポーズができない」「なかなか上達しない」「できない自分に腹が立つ」。そんなマイナスのループにはまってしまったら、本末転倒（ほんまつてんとう）です。

一生懸命頑張るのはよいこと。でもその結果、からだを痛め、こころを崩して、ヨガを楽しめない人をたくさん見てきました。自分を追い込む頑張り屋さんほど、からだを酷使（こくし）しはじめてしまうのです。

できないことができていく喜びも、もちろんあります。でも、頑張らなくていいやさしいヨガがあってもいいのではないかとわたしは思います。それがゆるぴこヨガなのです。

難しかったり、キツかったりしたら、やらなくてもいいのです。できなくても、だいじょうぶ。ありのままのあなたでだいじょうぶなのです。

ゆるぴこヨガの進め方

この本は、41のポーズとシャーバアーサナ、10の日常ヨガ、からなっています。メインとなる41のポーズは、誰でもいつでもできる、とってもかんたんで「ゆる〜い」もの。1から41、そしてシャーバアーサナまでは、すべてひとつの流れとなっています。もちろん通してやってもいいですし、パッと開いたそのページの動きだけをやってみても、十分にからだはゆるみます。その日の気分や体調で、いくつか好きなポーズをチョイスしてもいいでしょう。

メインの41のポーズは、それぞれ「こんなときにおすすめ」という6つのシーンがあります。疲れたとき、気分が落ち込んでいるとき、パワーを上げたいとき、ぐっすり眠りたいとき、自由になりたいとき、運気を上げたいとき。

おすすめのシーンは、各ポーズのページにインデックスとして表示してあります。パラパラとページをめくれば、あなたが探し求めているポーズに必ず出会えるはずです。

1

疲れたとき

疲労困ぱい、もう何もしたくない！
肉体的に疲れているときはこのポーズ

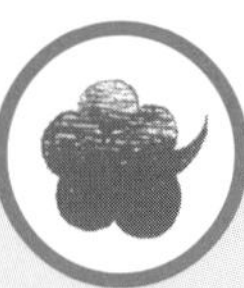

仕事や家事に疲れて、もう何もしたくない。毎日忙しくてくたくたで、肩も腰もガチガチ。ああ、マッサージなどに行ってからだをほぐしてもらいたい……。でもそんな元気も時間もなくって、いくら寝ても休んでも、翌朝疲れが全然抜けていない。

そんな経験ありませんか？

わたし自身、インストラクター時代がそうでした。時折通うマッサージやアロマテラピーが唯一の楽しみ。でも何をやっても、なかなか芯（しん）から疲れがとれた気がしない……。

そこでわたしは、頑張ることをやめました。頑張らないヨガ、ゆるぴこヨガを始めてから、どんどん疲れが抜けて、みるみるうちに元気になっていったのです。

みなさんも頑張ることをやめ、からだをゆるめてください。からだに酸素が入り、疲れがするすると抜けていくのがわかるでしょう。まずはマイナスに落ち込んだ肉体を元の状態に戻してあげること。動きすぎてすっかり疲れてもう動きたくない、なんて方でもできちゃうのがゆるぴこヨガなのです。

2

気分が落ち込んでいるとき

どよんとしたこころが上がってくる 精神的に落ちているときはこのポーズ

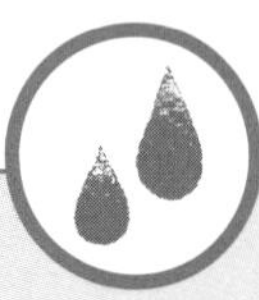

何をしてもうまくいかなかったり、人から言われた言葉を気にしてしまったり、不条理なことで叱られたり。うっかりミスをしてしまって他人に迷惑をかけたり、彼氏にフラれたり、自分はなんて価値がない人間なのだろうかと落ち込んでしまう……。生きているといろいろあるものです。

なんとか気分を立て直さなきゃと思っても、落ち込んでいるときは何をしても楽しくない。笑える映画やテレビを見ていても、上の空。そんなときは、からだごと動かすのが一番早い解決方法！

だからといって、激しい運動をする必要はありません。今すぐその場でできることがあります。

ゆるぴこヨガには、落ち込んだ気持ちがぱぁーと晴れていく、おすすめのポーズがあります。血液が巡り、体液が流れ、どよんとしたこころを引き上げてくれる、魔法みたいなポーズなのです。

こころはなかなか操れないけれど、からだを先に元気にすればちゃんとこころもついてきてくれます。気がついたら、いつのまにか落ち込んでいたこころがスッとラクになっていると思います。

3

パワーを上げたいとき

気合を入れたい、その前に！
からだ全体がパワーで満たされるポーズ

ここ一番、というときがあります。明日は大事なプレゼンがある、オーディションにどうしても受かりたい、大勢の前でパフォーマンスをしなくてはならない、長時間の運転をしなくてはならない、スポーツの試合がある……。とにかくパワーを上げたい、その前に！

そんなときでも、まずはからだをゆるめていくのです。

「気合を入れる前にゆるめたら、逆効果になるんじゃないの？」と思われるかもしれませんが、いえいえ、ゆるめていくのです。想像してみて。からだ全体からいったん力が抜けることで、湧き上がるエネルギーが満遍なく行きわたっていく気がしませんか？

パワーを上げる前に、ひとつだけ知っておいてほしい場所があります。ヘソの少し下にある「丹田」。ここに意識を寄せることで、下半身から湧き上がるパワーが、からだ全体に行きわたり、やる気がみなぎっていくのです。

こころ、魂、そしてからだ。この三位一体がひとつに整うと、とんでもないパワーが生まれます。あなたのもつパワーは、自分が思っているよりすごいのです。なんだかワクワクしませんか？

4

ぐっすり眠りたいとき

寝つけない夜には
ふわりと眠りの世界に誘うポーズ

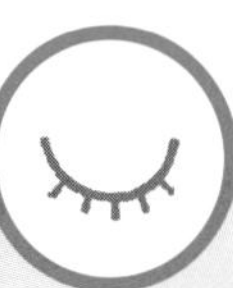

ぐっすり眠りたいのになかなか寝つけない夜、ありませんか？　いろんなことが頭の中でぐるぐるして寝なきゃいけない、と思えば思うほど眠れない。ああ、どうしよう。わたしにも、そんな夜がたくさんありました。

また、眠りがいつも浅くて、ちゃんと眠った気がしない、なんて人もいるはずです。短時間でいいから、深く眠りたい……。

眠れない、というのは、からだとこころのバランスが崩れているよ、という信号。交感神経（活動するときに高まる神経）を鎮め、副交感神経（リラックスするときの神経）を促して、眠れないことのストレスを減らしてあげましょう。

気持ちや気合だけではなんともならないときには、ふわりと眠りに落ちるポーズで、からだをゆるめてあげましょう。あの眠れない日々はなんだったのかと思うくらいに、ぐっすり眠れます。

ぐっすり眠れるとお肌もツヤツヤに、胃腸の働きも整ってきて、イライラが減り、人にやさしくなれます。なんだかうれしいことだらけ。さぁ、眠りの世界へ行ってらっしゃい。

5

自由になりたいとき

今の自分より、もっと自由に
視野と行動範囲を広げるポーズ

さまざまなしがらみから解放されて、自由に羽ばたきたい。そんな願望が、誰にでもあると思うのです。仕事や家族や人間関係、今いる場所に満足していないわけじゃないけれど、もっと好きなときに好きなところに行きたい！

そんな話を聞いたとき、いつもわたしは言います。「今あるものを手放して、もっと自由になれるから！　だいじょうぶ、だいじょうぶ」と。

わたしたちは人の間で暮らしていますから、自分勝手なことはできません。でも、それはあなたの思い込み。思ったより人はやさしいものなのです。自分ひとりで抱えていないで、誰かを信頼して自由になってみるのもひとつの方法かな、と思います。

思い込みの世界から解放されるには、からだをゆるめること。からだは、こころと魂の入れ物。それをゆるめて器を広げていくことで自由になり、行動範囲が広くなっていきます。あなたの世界は、実はもっともっと広いもの。からだをゆるめて、どんどん自由になっていきましょう。あなたは、自由でいてよいのです。そのためにこの地球に生まれてきたのですから。

6

運気を上げたいとき

ツイテルやミラクルが欲しい
あなたの運気を上げていくポーズ

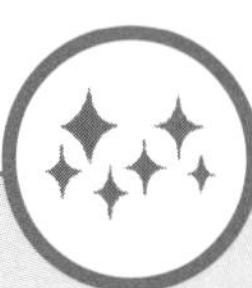

誰だって自分の運気をもっと上げていきたいと思うもの。ツイテル体質、ミラクル体質になりたいものですね。

からだがゆるむと、まとうオーラも広がっていきます。するとまわりの現象も変わっていくのです。

まずは小さな変化を見逃さないこと。いきなり宝クジ一億当選とまではいかなくても、たとえばわたしの場合はこんなことが頻繁に起こるように……。満車の駐車場に私が入っていったら、こちらへどうぞ、と言わんばかりに一台空いた。スーパーに入っていったら、ちょうどお目当ての商品のタイムセールが始まったところ。いつも通る道に、すてきな花が咲いていた。会いたいなと思っていた人から、ふいに連絡が来た。こんな小さなツイテルを「見逃さないこと」が運気を上げるコツなのです。

わたしは、今では大きな「ツイテル」や「ミラクル」をいただいています。それもこれも全部、ゆるぴこヨガのおかげ。ゆるんだからだで、こころを大きく広げれば、あなたにもたくさんのミラクルが降り注いできますよ。

そもそもヨガって何？

ヨガの既成概念を変えよう

あなたは、ヨガに対してどんなイメージをもっていますか？　わたしがヨガを始めたときは、まだ日本で「ヨガ」という言葉を発すると、「どういうものなの？」「難しそう」などと言われていました。ここ数年で、あちこちでヨガという言葉を目にするようになり、ヨガに対するハードルが低くなってきたように思えます。でも、まだまだ「自分にはできない」「わたしには関係がない」というイメージがあると感じます。

ゆるぴこヨガは、こころと魂を豊かにするもの。何もしなくても、変わらなくても、そのままのあなたで幸せであるということを知る、不思議な不思議なヨガなのです。

ヨガの発祥(はっしょう)と歴史

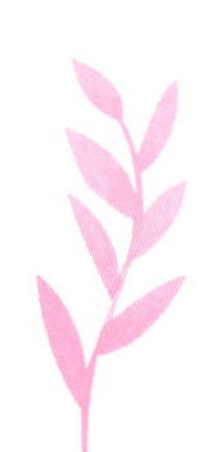

ヨガの始まり

YOGA＝つながるという意味

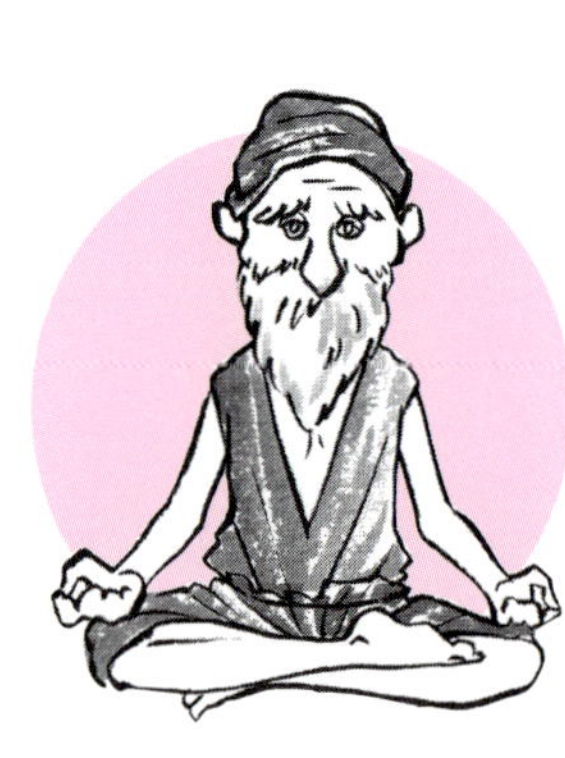

紀元前2500年頃、インドで発祥したとされるヨガ。「ヨガ」とはサンスクリット語で「つながる」といった意味。こころとからだ、魂がつながっている状態のことを表します。

ヨガの流派って？

枝分かれするヨガ

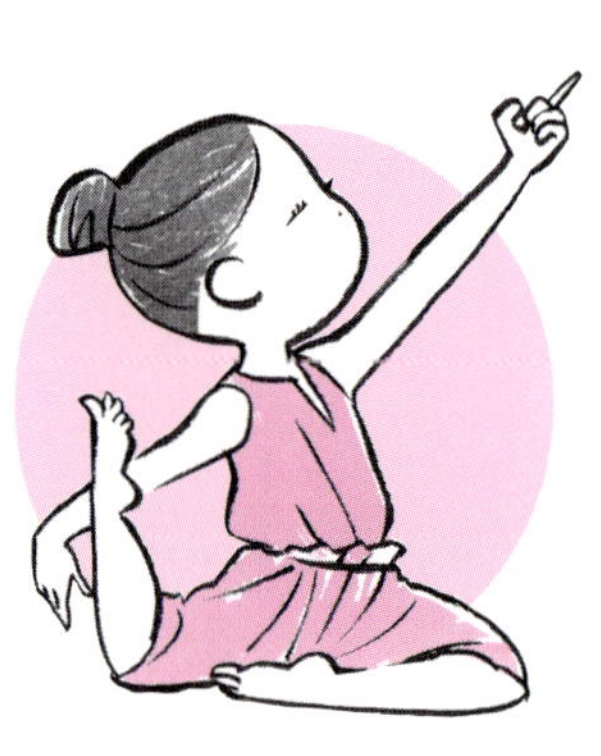

ヨガは、メソッドやポーズのとり方で、いろいろな流派に分かれて世界に浸透していきました。ダイナミックな動きをするヨガや、ポーズの流れが厳格に決まっているヨガもあります。

現代のヨガ
時代に合うヨガの形

ゆるぴこヨガの誕生！
宇宙一ゆる〜い、その理由

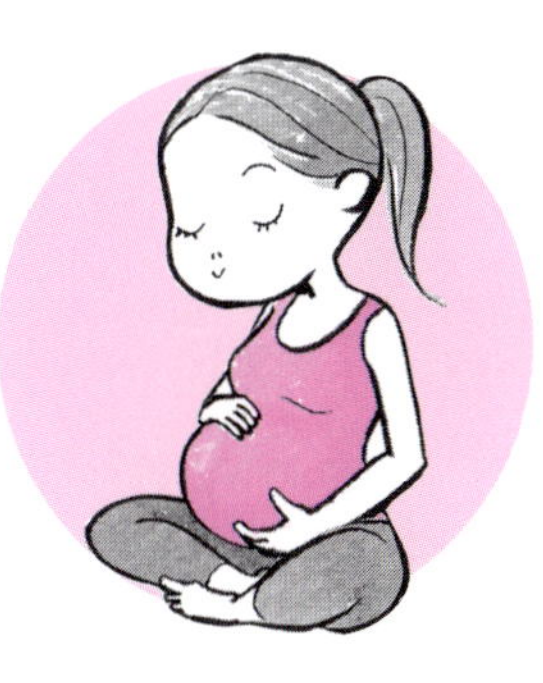

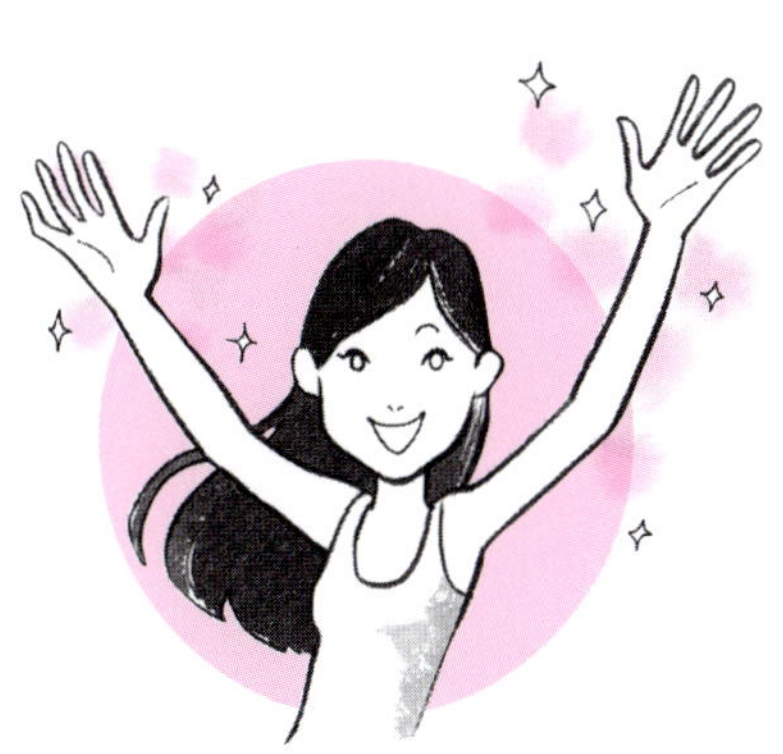

マタニティヨガやベビーヨガ、ホットヨガなど、ヨガの種類は増え続けています。世界中でさまざまな人がさまざまな形のヨガを求め、ヨガはかしこまった定義がなくてもできる、生活に身近なものになりました。

さまざまなヨガを体験し、世界を旅してきたＰＩＣＯが提案するのが宇宙一ゆる〜いヨガ。大切なのはポーズではなく、自分自身のあり方。こころと対話し、宇宙とつながるのが「ゆるぴこヨガ」です。

ひとめでわかる！

ゆるぴこヨガ
本書の使い方

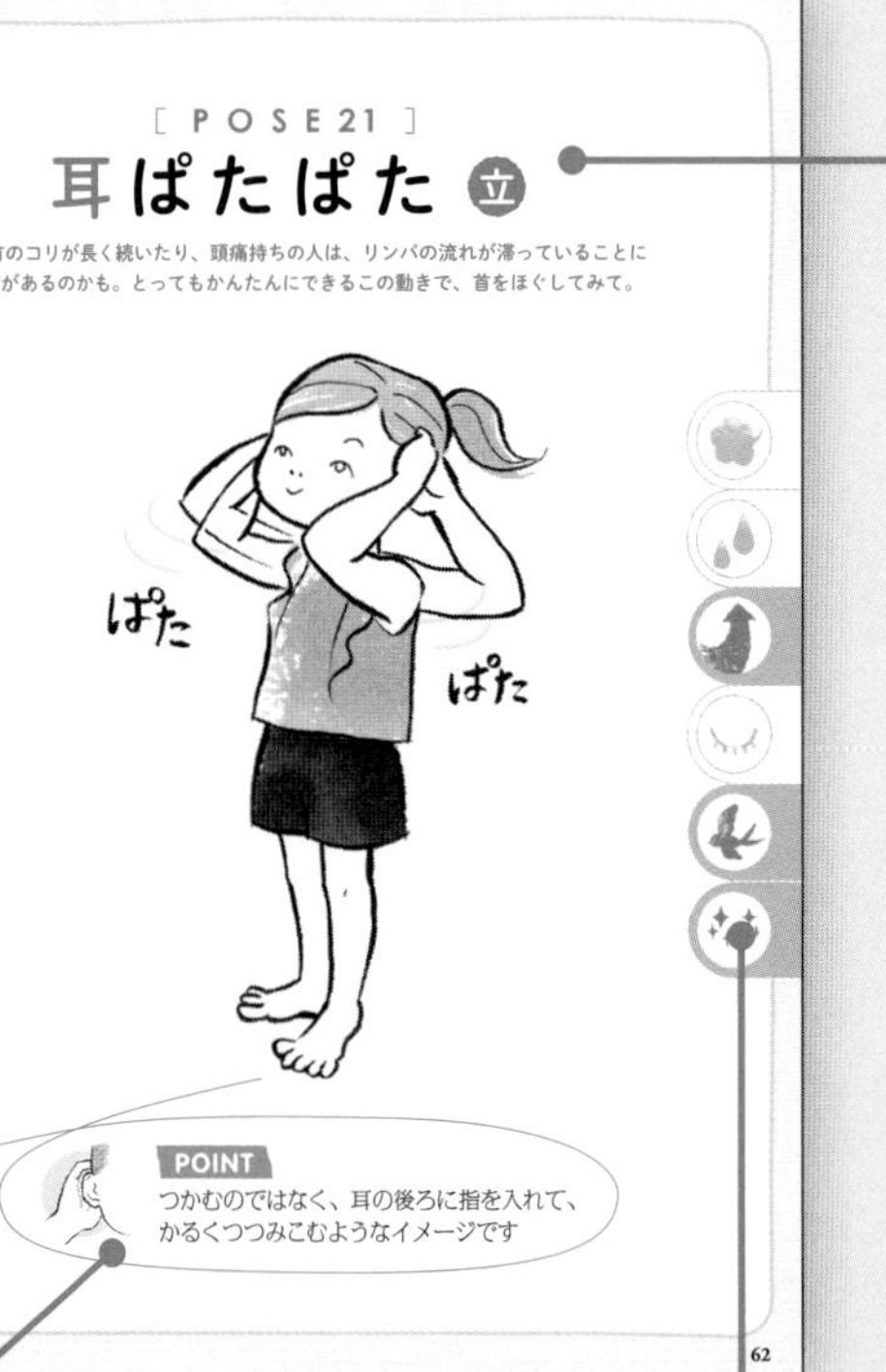
［ＰＯＳＥ21］

耳ぱたぱた 立

首のコリが長く続いたり、頭痛持ちの人は、リンパの流れが滞っていることに
因があるのかも。とってもかんたんにできるこの動きで、首をほぐしてみて。

POINT
つかむのではなく、耳の後ろに指を入れて、
かるくつつみこむようなイメージです

62

ポーズの姿勢

ゆるぴこヨガのポーズは主に4つからなっています。

- 座　座り姿勢でとるポーズ
- 安　安楽座（あぐら）でとるポーズ
- 立　立ち姿勢でとるポーズ
- 寝　寝姿勢でとるポーズ

安楽座とは？

左右のかかとをからだに引き寄せて、足を組みます。骨盤を立て、背骨をまっすぐにして、胸を開く座り方です。難しい場合は、代わりの座り方が記してあります。

どんなときにおすすめ？

ゆるぴこヨガのポーズには、6つのおすすめシーンがあります（くわしい解説はP12へ）。

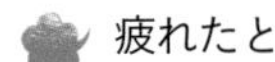

- 疲れたとき

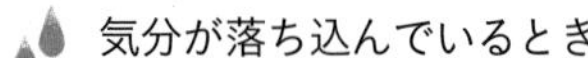

- 気分が落ち込んでいるとき
- パワーを上げたいとき
- ぐっすり眠りたいとき
- 自由になりたいとき
- 運気を上げたいとき

読めばすぐわかる！

ポーズの動きは、読めばすぐわかるかんたんな解説でまとめています。からだの動かし方は、なるべく誰にでも理解できるよう、擬音語を多用しています。ふんわり、すーっと、ぎゅっ、ばたん、くるくる……。イメージの湧きやすい音を感じながら、楽しく動いてみてください。

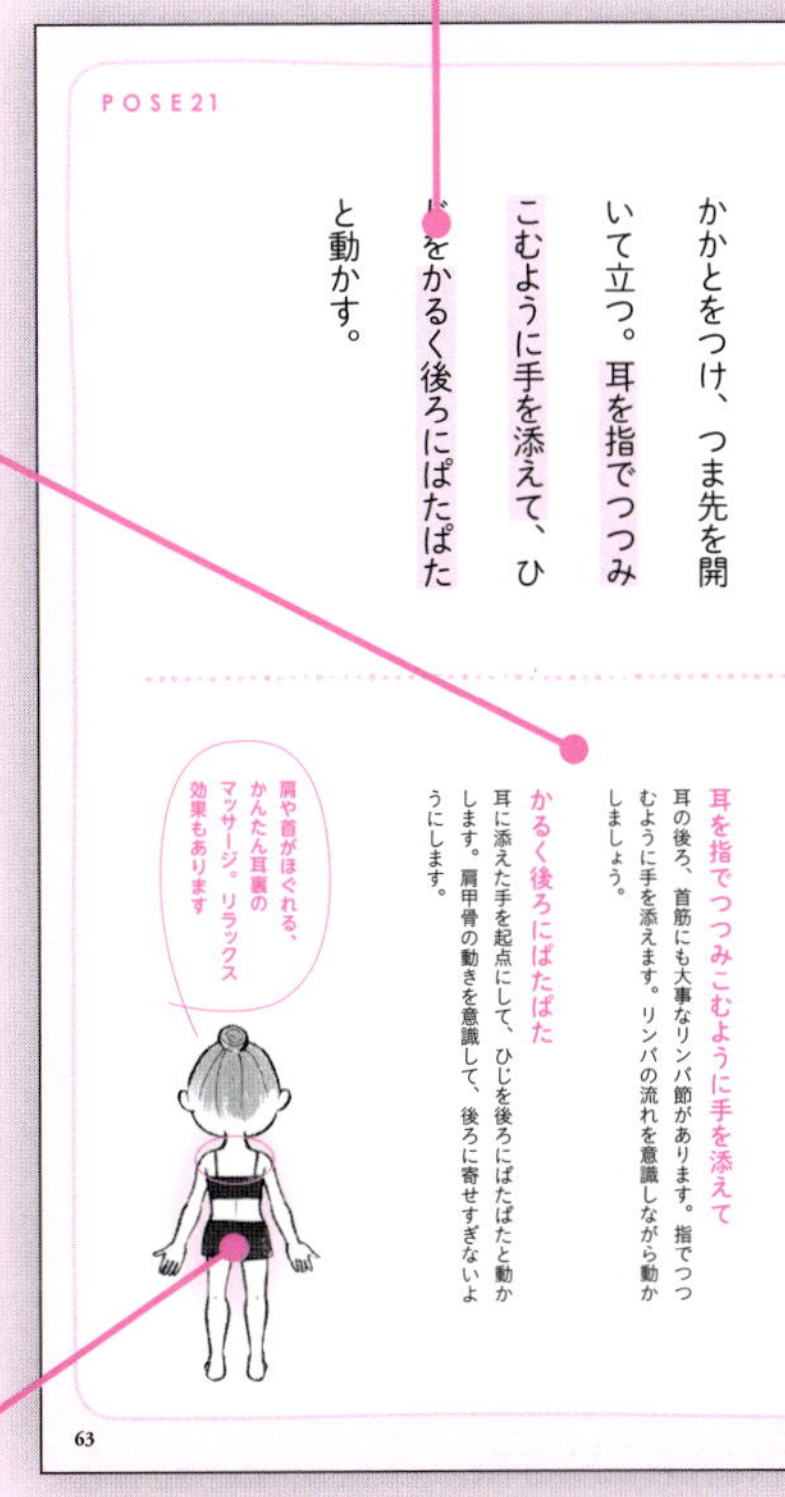
POSE21

かかとをつけ、つま先を開いて立つ。耳を指でつつみこむように手を添えて、ひじをかるく後ろにぱたぱたと動かす。

耳を指でつつみこむように手を添えて
耳の後ろ、首筋にも大事なリンパ節があります。指でつつむように手を添えます。リンパの流れを意識しながら動かしましょう。

かるく後ろにぱたぱた
耳に添えた手を起点にして、ひじを後ろにぱたぱたと動かします。肩甲骨の動きを意識して、後ろに寄せすぎないようにします。

63

もっとくわしく！ ここを意識しよう

動きの詳細を、ピンポイントで解説。どうしてそう動くのか、その理由をちゃんと知っているだけで動きがなめらかになり、自分のものに。動きながら「意識」をもってほしい箇所を、やさしい言葉で説明しています。

ここがゆるむ！

ポーズによってどこがどうゆるむのか、ひとめでわかるイラストで解説。丸で囲んだ部分が、ポーズによってゆるむからだの部位です。
たとえば……
股関節（こかんせつ）、ひざ、つま先、お腹まわり、腰、おしり、肩甲骨、肩、首、耳……など。
部位別の索引（さくいん）はP124で探してみてください。

POINT

イラストではわかりづらい、意識したいポイントをかんたんに解説しています。

［ＰＯＳＥ１］

足首ぱたぱた 座

人間は歩く生き物。歩いていくことが、元気へとつながっていきます。
まずは、健康の要でもある「足首」からゆるめていきましょう！

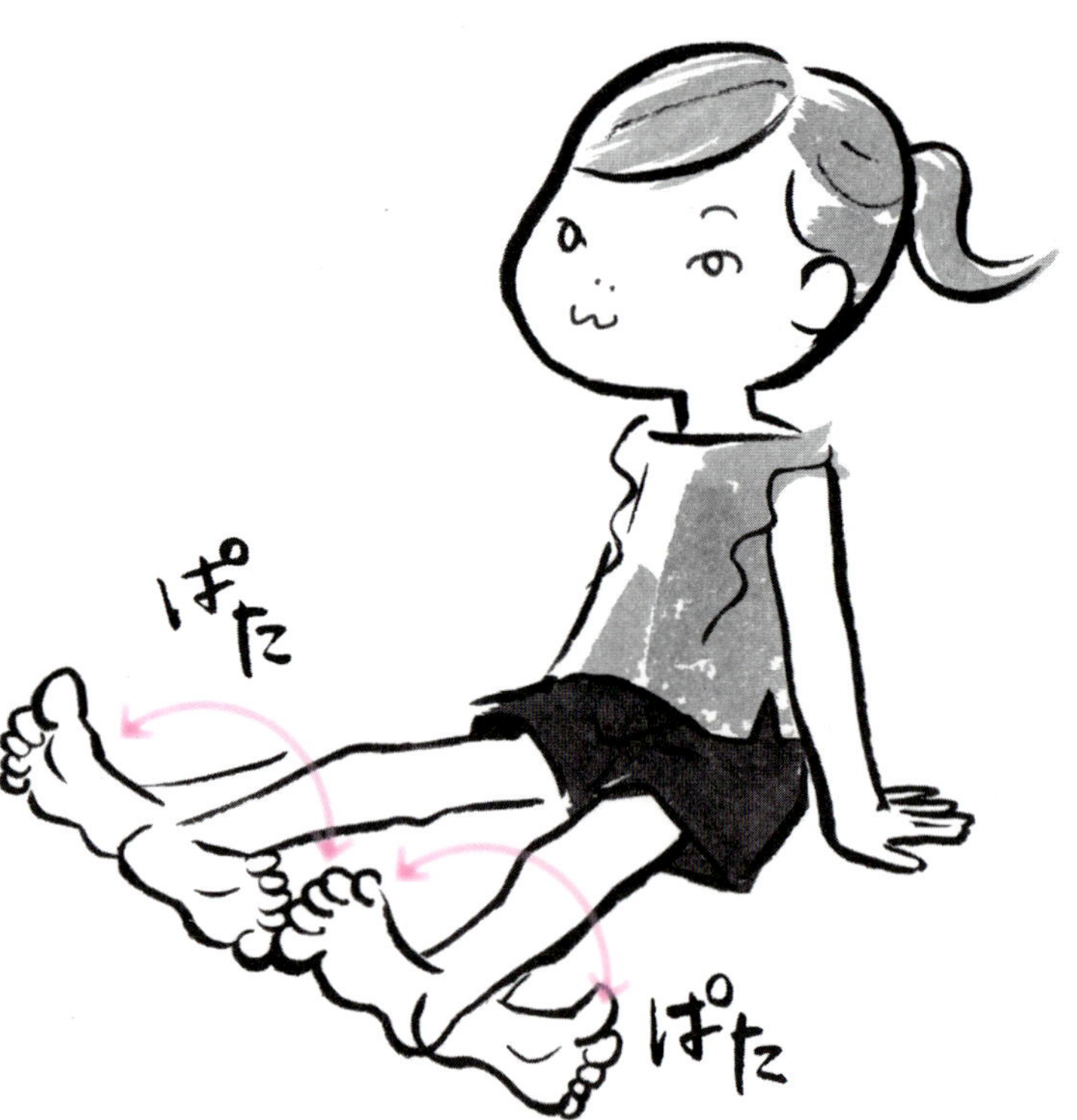

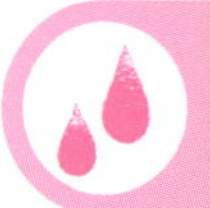
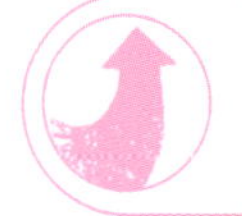

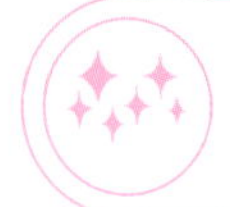

POSE1

足を前方に投げ出して座り、手を後ろにつく。ひざをすこし曲げて、足の親指を内側、小指を外側の床につけるように、足首を大きくぱたぱたと左右に振る。

手を後ろにつく

足を投げ出し、手を後ろにおくことで、股関節（こかんせつ）が窮屈にならずに、足の付け根までがゆるみやすくなります。難しい場合には、両手をももにおくと、ラクな体勢になります。

足の親指を内側、小指を外側

親指を内側にぱた、小指を外側にぱた、と、床につけるイメージで左右に振っていきます。

足首を大きくぱたぱたと左右に

動きに慣れると、意識をせずに足の重さでなめらかに左右に振ることができてきます。

からだのなかで
最も大きな関節の股関節。
ここをゆるめれば、
全身がゆるみます

［ P O S E 2 ］

つま先ぐるぐる 座

足首を回すときのポイントは、実はつま先にあり。つま先の向きを気にかけることで、スムーズにぐるぐると回せるようになります。

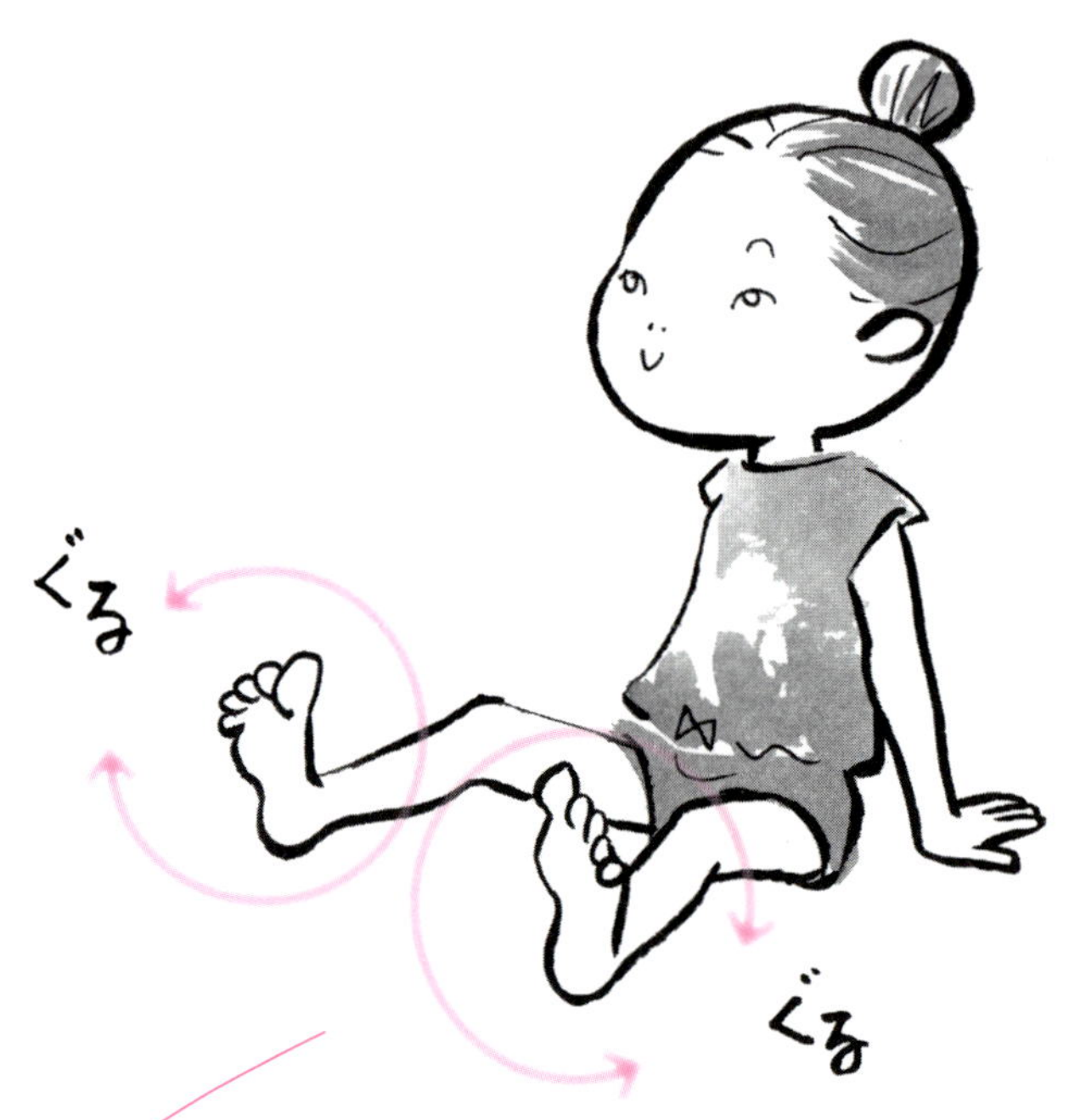

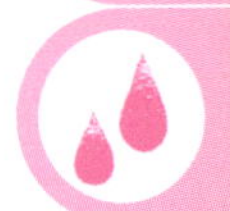
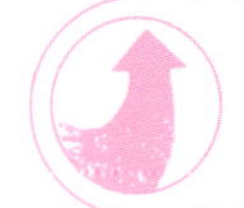
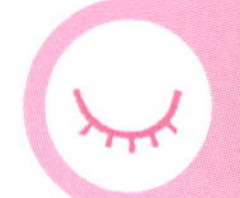

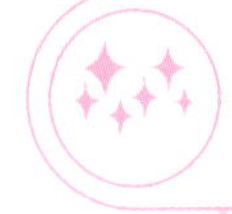

POINT

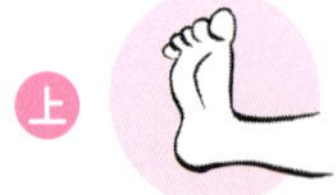

上 天に向けて、足裏を開くイメージで

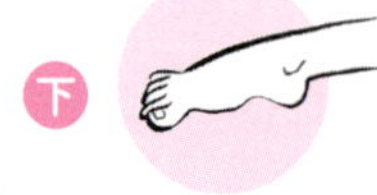

下 つま先は床につけるようにかる～くのばす

POSE2

つま先をグッと上に向けて足の裏を開く。つま先を内側〜外側に、ぐるぐると円を描くように動かしていく。反対回りも同様に行う。

足の裏を開く

かかとを立てて、つま先をピンッと天に向けた状態にしましょう。足の裏を開いて、エネルギーがそこから入ってくるのをイメージします。

ぐるぐると円を描くように

はじめはつま先を内側に、次にひざをかる〜くのばしてつま先を下に向け、そして外側に、最後に上向きに戻ってきます。この4方向を意識して、なめらかにこの動きを行うと、自然とつま先で円を描けるようになります。

くるくると
円を描くと、
股関節までの
下半身がゆるみます

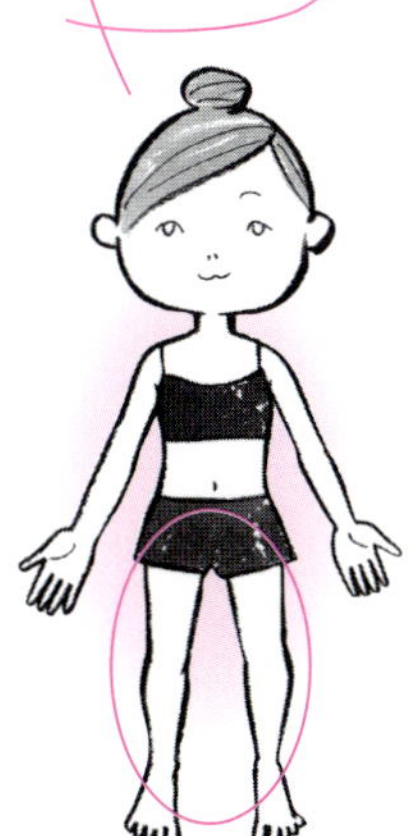

［ P O S E 3 ］

片足ぱたんっ 座

ストレッチなどのハードな動きだと、グンとのばすことに意識をもっていきますが、
ゆるぴこヨガは、その逆。「力を抜く」ことを意識していきます。

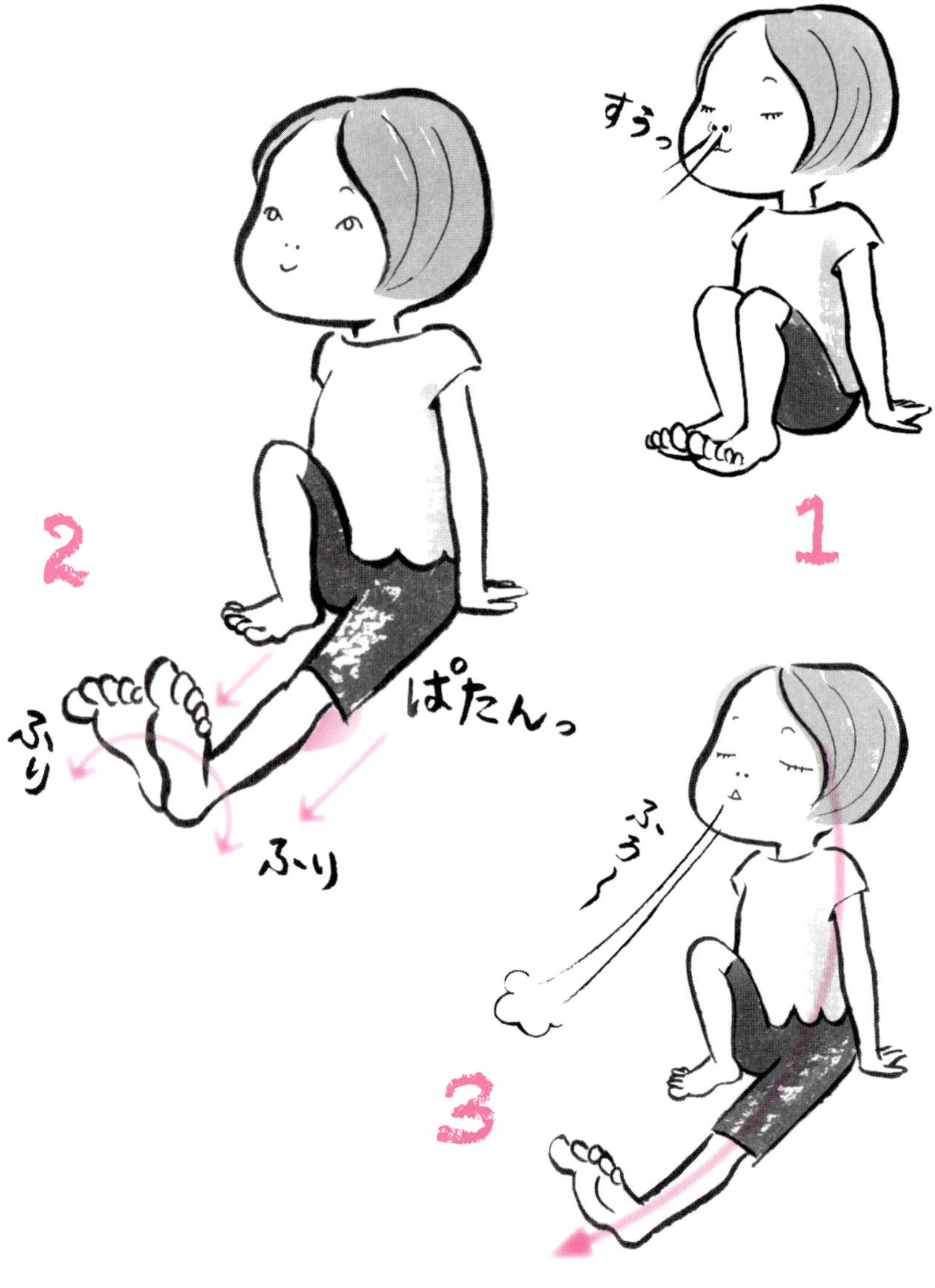

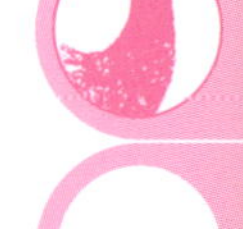

POSE3

両足をおしりのほうに引き寄せて座り、両手は後ろにつく。片方の足をぱたんと前方に投げ出して、かるく足首を左右に振る。大きく息を吐く。反対側の足も同様に行う。

片方の足をぱたん

ひざの裏をぱたんと床に落とすイメージで、意識せずに足の力を抜きます。

かるく足首を左右に振る

投げ出した足の力をさらに抜くために、足首を小さくかるく左右に振ります。イメージとしては、振りほぐす、といった感じです。

大きく息を吐く

頭のてっぺんから、尾てい骨（びこつ）や仙骨（せんこつ）を通って、ひざの裏、足の裏、そしてつま先へ力が風のように抜けていきます。大きくゆっくりと呼吸をしましょう。

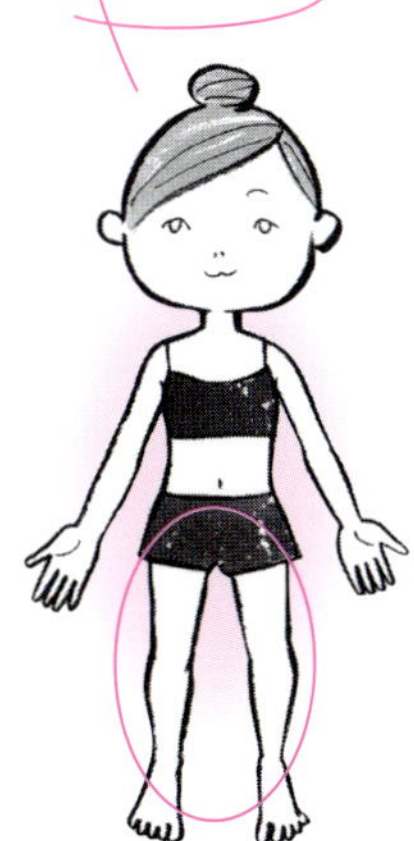

下半身を、かんたんにほぐし、疲れをとるポーズです

［ POSE 4 ］

ボートこぎこぎ 座

腹筋運動などをしなくても、お腹まわりをゆるめるヨガがあります。
最小限の前後の動きで、胸と背中を開いて、上半身をゆるめましょう！

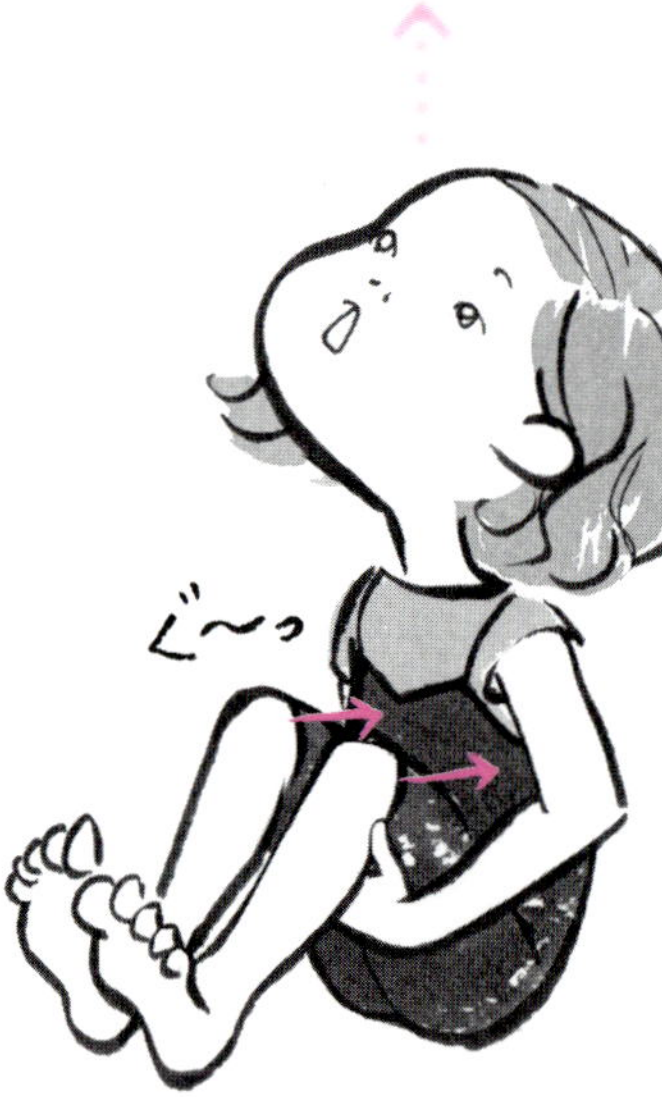

ぐ〜っ

1

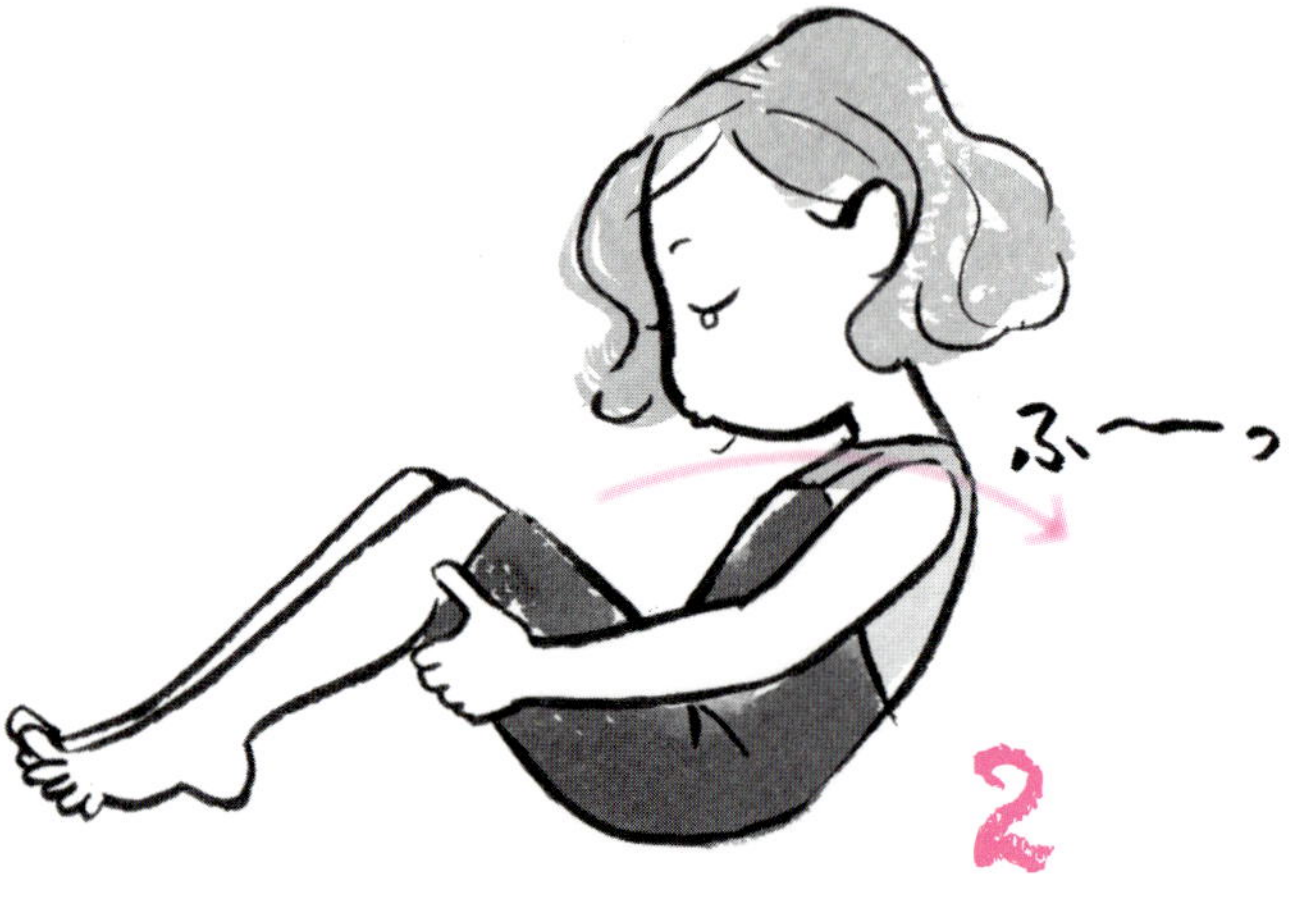

ふ〜〜っ

2

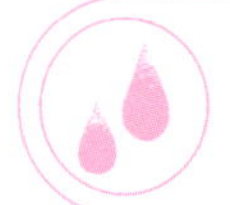

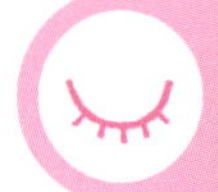

POSE4

両足をおしりのほうに引き寄せて座り、ひざの後ろに手をおき、上を向いてひざをからだにぐーっと引き寄せる。足の裏を床につけ、自分のおへそを見ながら、ひじをのばし、上体を後ろにぐーっと倒す。これを何度か繰り返す。

引き寄せて座り

骨盤を立てて座り、かかと〜ひざの間は左右平行にして、こぶしひとつ分の間を空けます。

上を向いて

口は軽く半開きにし、ゆっくりと上を向くと、のどの奥が開き、みぞおちが自然に開いていきます。お顔のリフトアップにも効果ありです。

ぐーっと引き寄せる

腰が前に出て、股関節が引き上がってくるイメージです。

自分のおへそを見ながら

おへそ方向を向いて、ゆっくりと上体を倒していきます。仙骨と尾てい骨が開き、背骨一本一本、最後に頸椎(けいつい)も開いていきます。

お腹側は圧(あつ)がかかりペッタンコになり、内臓のマッサージ効果も得られます

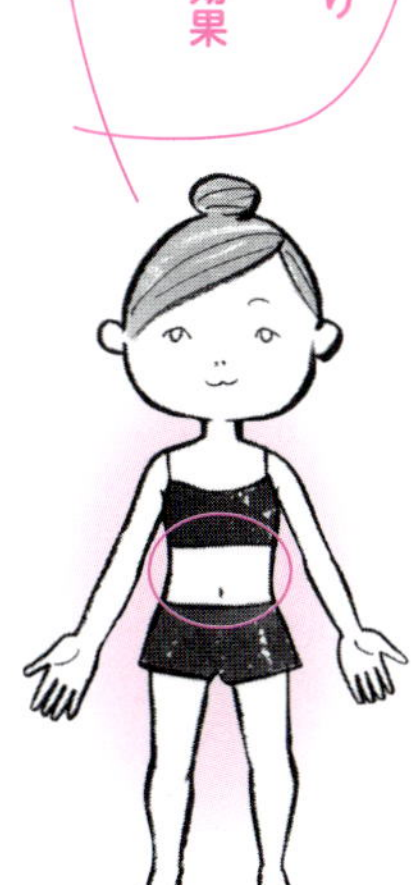

［POSE5］

スネなでなで 座

足裏を揉んだり、足裏を意識したポーズはたくさんあります。この動きは、足の甲に意識を持って。手の重みで、足先にエネルギーを入れます。

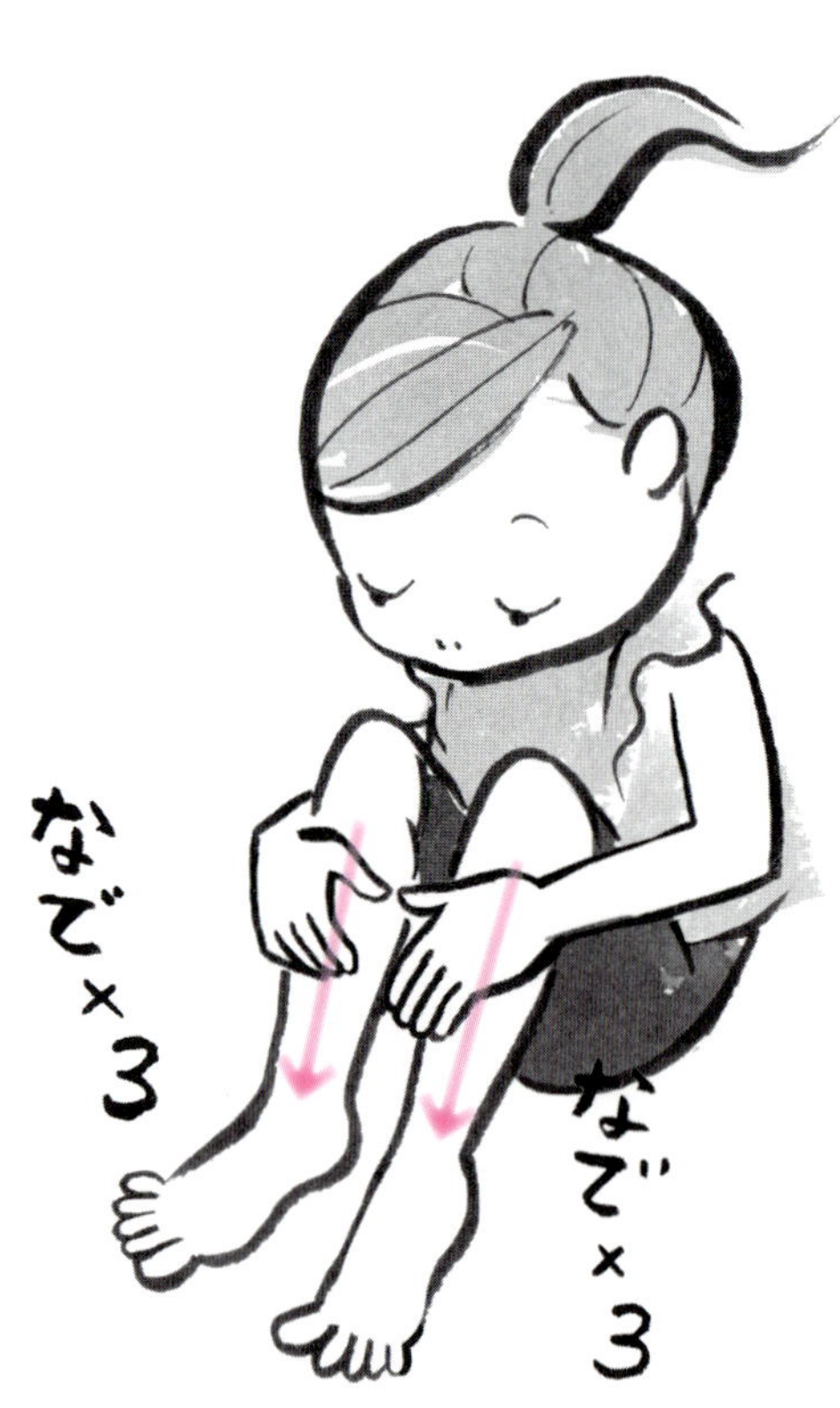

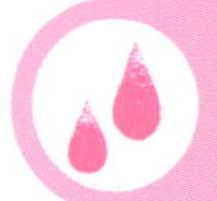

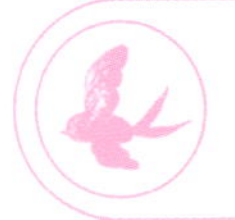

POSE5

ひざを立てて座る。ひざに手を当て、ひざからつま先まで同方向にゆっくり3回、なでなでなでる。3回目、足の指先と手の指先を合わせて、床にかるーく手の重みだけで押す。

同方向にゆっくり3回

力を入れずに、やさしくなでます。ひざからつま先へ、ゆっくりとエネルギーが流れていくのを感じましょう。

手の重みだけで押す

手足の指先を合わせたら、床に向かって少し重みをのせます。床に押し付けたりしないで。手の重みだけで、じっくりと押すとじんわり温かくなってきませんか？　手のひらから足の甲に、スーッとエネルギーが入ってくるイメージです。自分の足を愛してあげましょう。

足裏でなく、
足の甲を意識して。
ひざ～つま先を
じっくりゆるめます

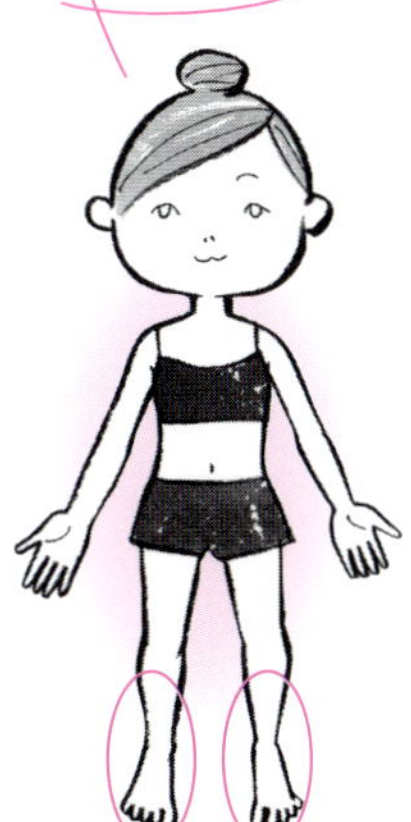

［ＰＯＳＥ６］

おしり、ゆらゆ〜ら 安

おしりがカチカチ凝り固まっているなと感じることはありませんか？
とてもかんたんに、おしりをゆるめる方法があります。前後左右に揺れるだけ。

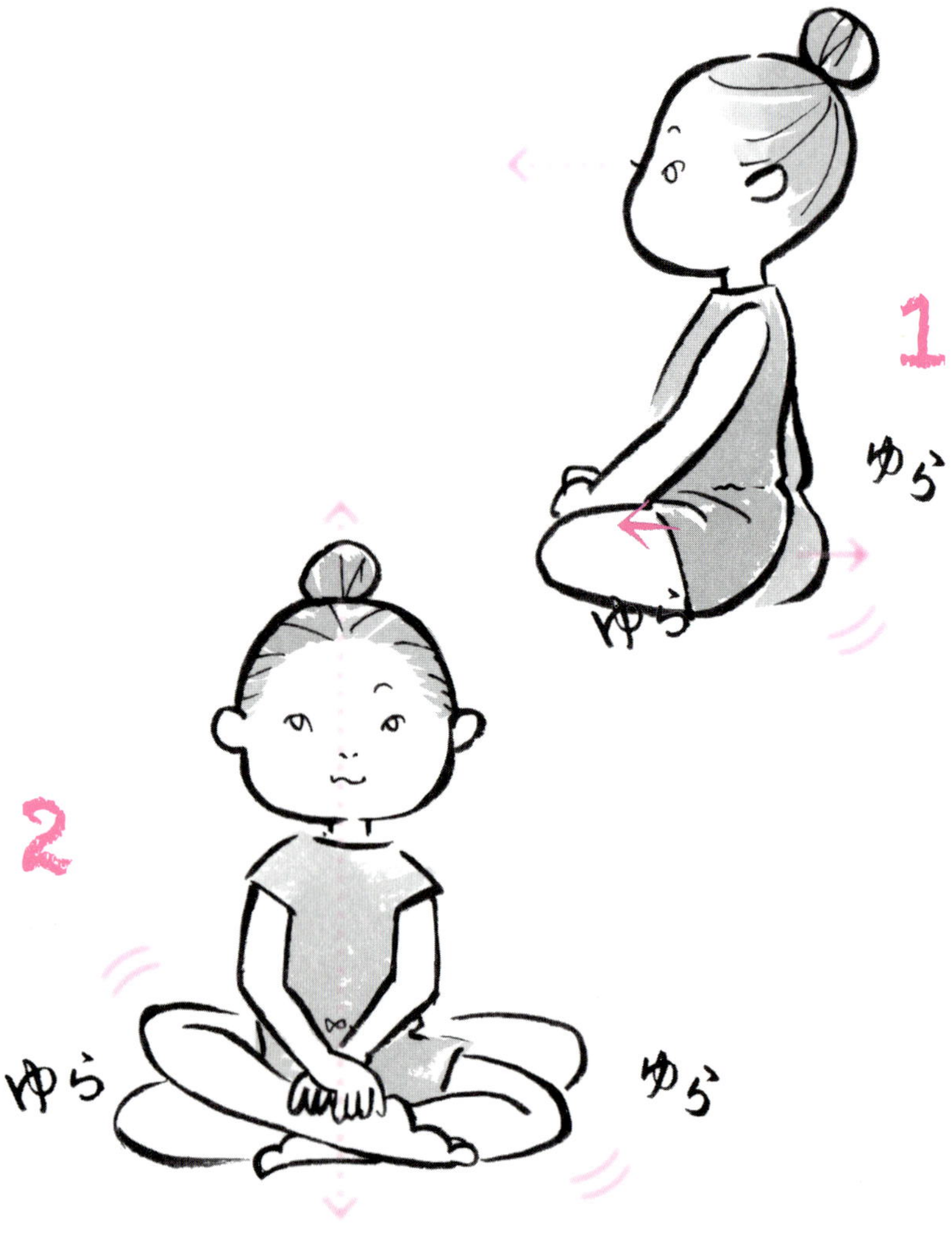

1

ゆら

ゆら

2

ゆら

ゆら

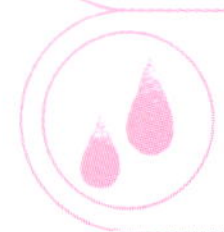
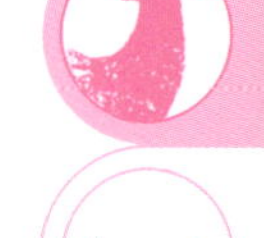

POSE6

安楽座で座り、両手のひらをくるぶしの上に重ねておき、目線はまっすぐにして、おしりを前後に揺らす。つむじは天に向けて、おしりだけ左右に揺らす。

目線はまっすぐにして

おしりを前後に揺らすときには、骨盤に対して垂直な姿勢のまま揺らします。安楽座がつらいときには、正座で行っても大丈夫です。

前後に揺らす

小さな動きから始めて、振り子のように可動域を増やしていきます。気持ちよくなるまで、10回くらい揺らしましょう。

つむじは天に向けて

左右に揺らすときには、つむじが天から引っ張られるイメージをもって。すると、上半身の軸がブレずに左右均等に揺らすことができます。

前後と左右、
全4方向に揺らして、
凝り固まったおしりの
筋肉をゆるめよう

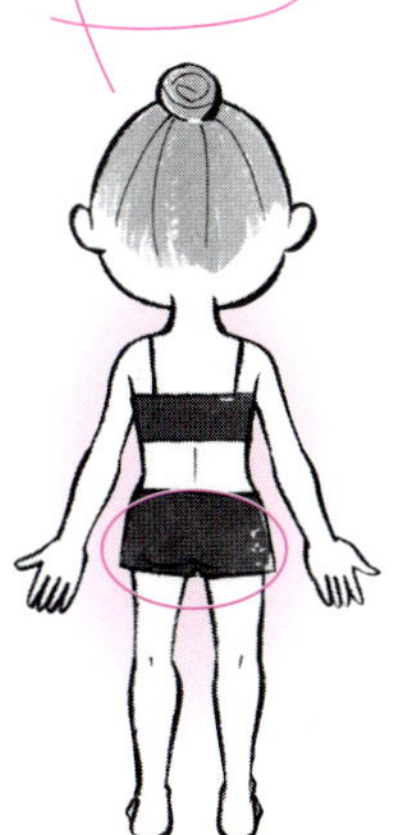

［ＰＯＳＥ７］

ぱあっと、きらきら 座

体操でよくある「肩を回す」という動き。座ったまま、最小限の動きで肩の力をゆるめることができるのです。からだもこころも明るくなるポーズです。

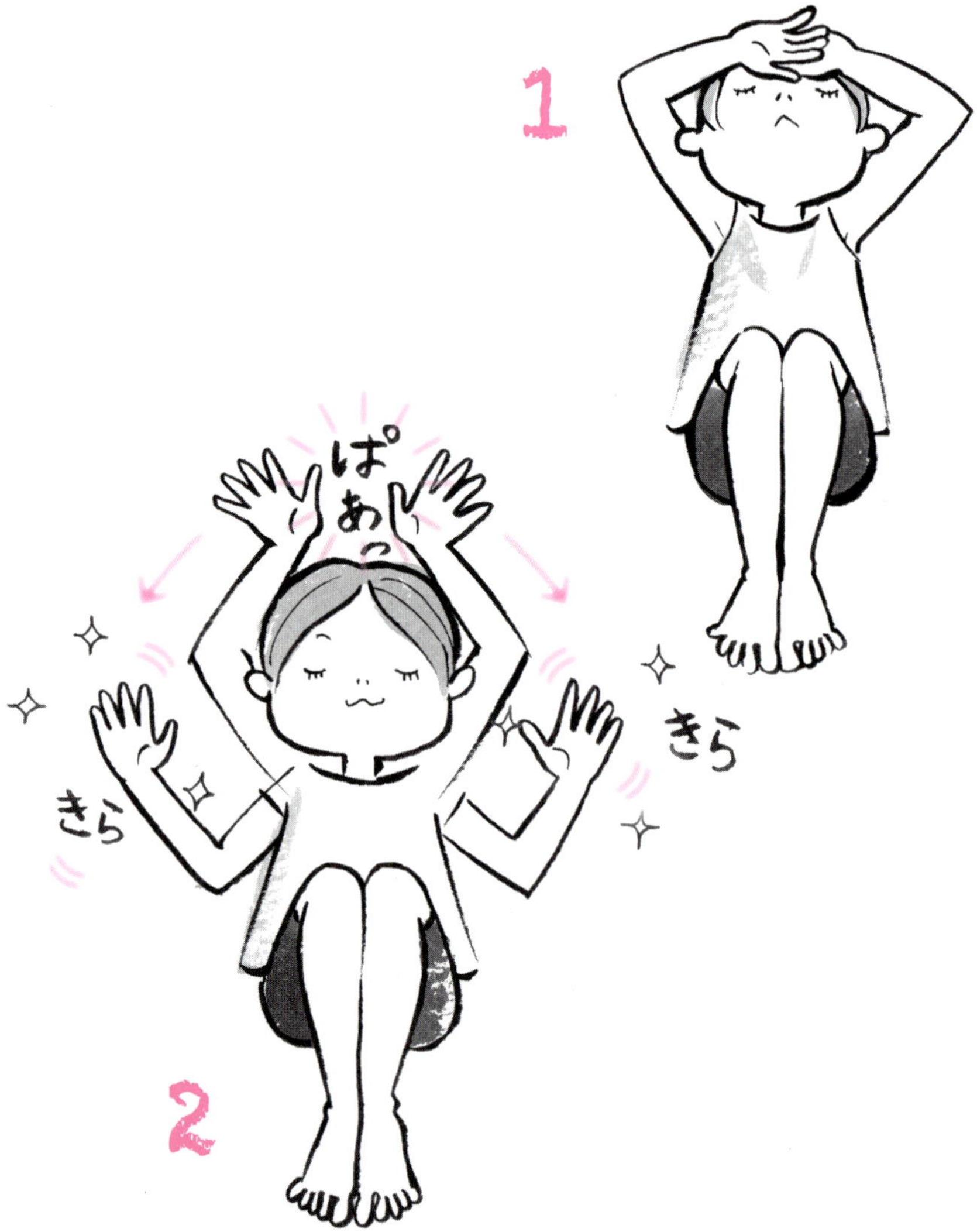

1

2

ぱあっ

きら

きら

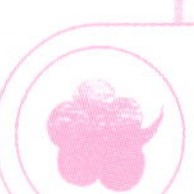

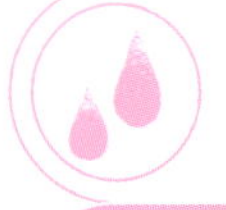

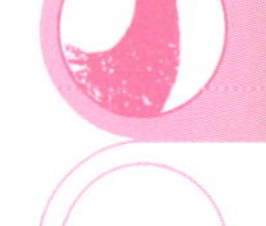

POSE7

ひざを立て、足を閉じて座る。両手をおでこの前でクロスさせ、すこし上を向く。息を吐きながらぱあっと手を開いて、顔の横で手のひらをきらきらとかるく振る。

足を閉じて座る

足を閉じる体勢が難しい方は、すこし開いても大丈夫。足を閉じることで、開いた骨盤がからだの中心に集まり、すっと体勢が立つようになるのです。

おでこの前でクロスさせ

おでこまでひじを上げることで、脇がふんわりと開きます。ここから、両手で虹を描くように手を開くと、肩の骨が回転します。

きらきらとかるく振る

手のひらを振ることで、腕が揺れて、上半身が気持ちよくゆるんでいきます。

大きく
肩を回さなくても、
肩甲骨(けんこうこつ)を中心とした
上半身がゆるみます

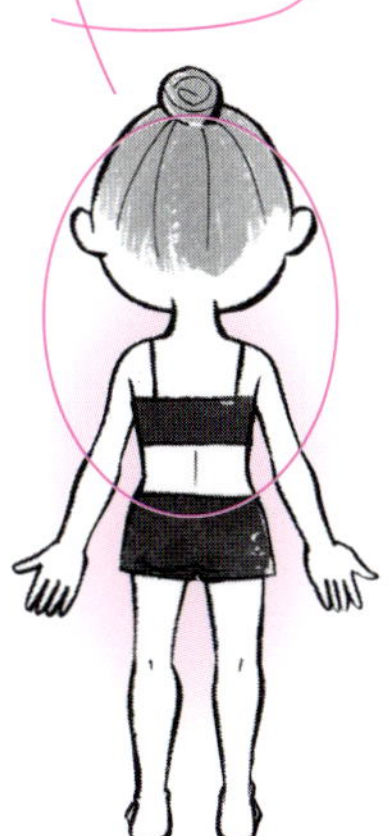

［POSE8］

両腕上げ下げ 座

腕を上げたり下げたりするシンプルな動きのなかにも、とっておきのやり方があります。手のひらの向きを変えるだけで、肩甲骨の動きが変わるのです。

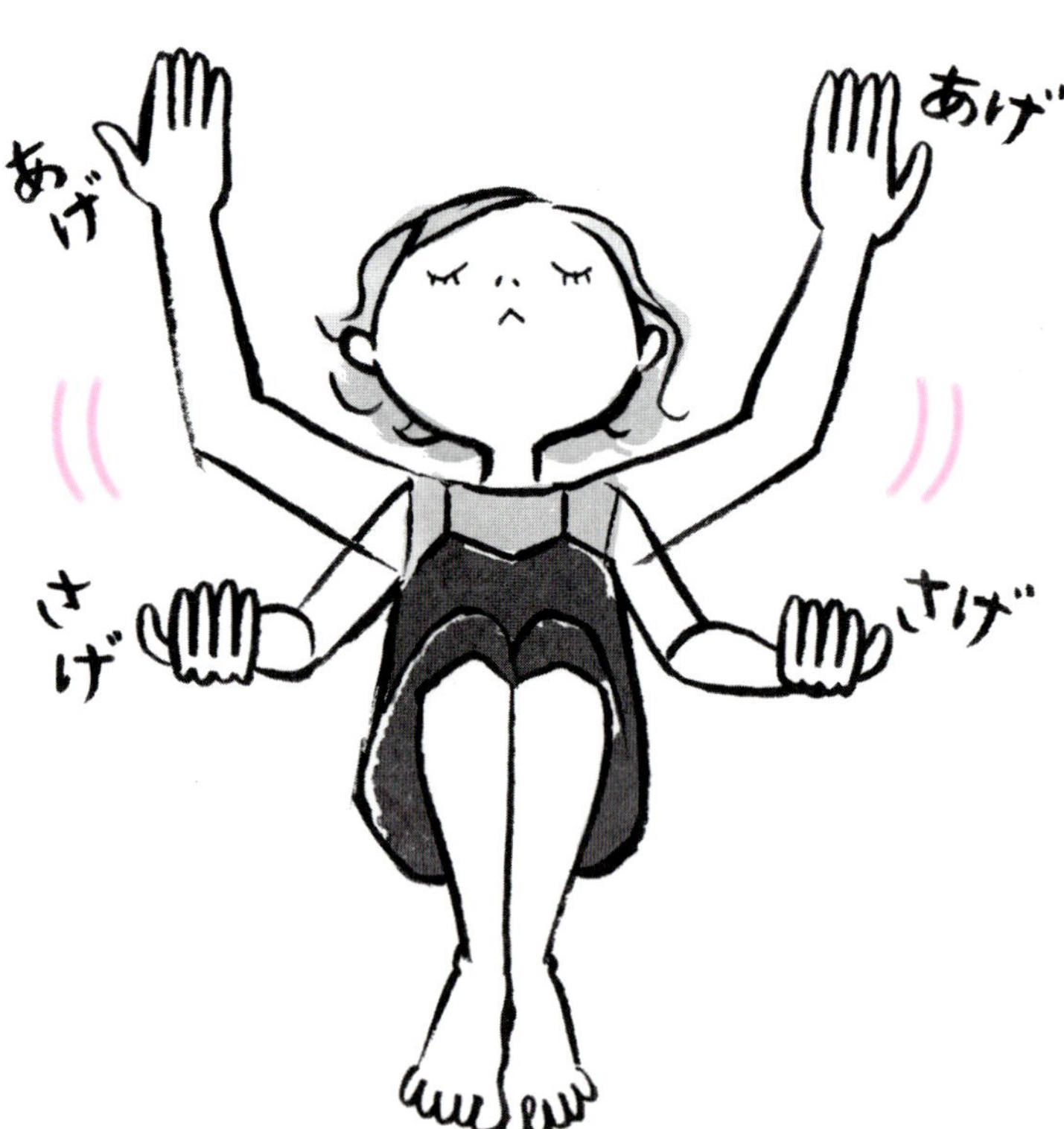

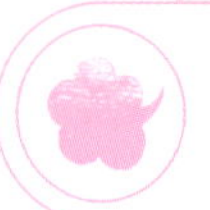
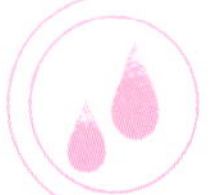

POSE8

ひざを立て、足を閉じて座る。肩の高さで両手を広げ、手のひらを後ろに向けて、両腕を上げたり下げたりする。数回行う。

手のひらを後ろに向け

手のひらを後ろに向けることで、肩の骨が肩甲骨に入ってきます。顔はすこし上向きで行います。

両腕を上げたり下げたり

ひじから上げるイメージで、腕は無理にのばしきらないこと。下げるときには、ひじがかるく後ろを向くように、手の重みだけでゆっくりと。そうすることで、肩への負担が少なく、上半身を自然にゆるめていくことができるのです。

手の上げ方ひとつで、肩甲骨の動きが変わります。負担なく上半身をゆるめましょう

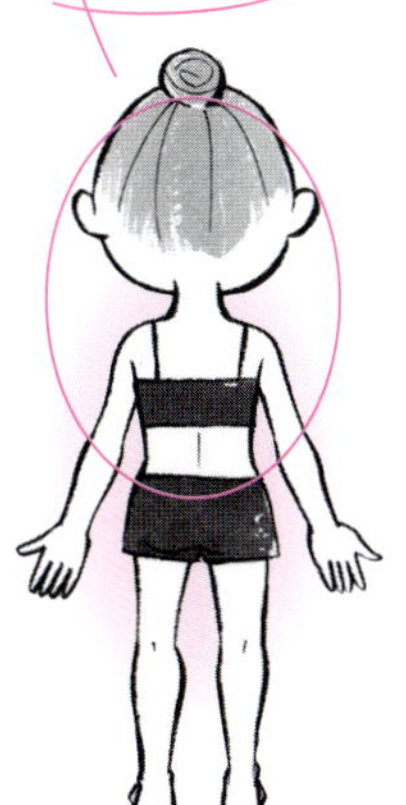

［POSE9］

おばけポーズで胸開き 安

ラジオ体操などでよくある「大きく胸を開いて〜」という動き。胸と背中の開閉は、ゆっくりと最小限の動きで行えばだいじょうぶなのです。のどにも意識をもって。

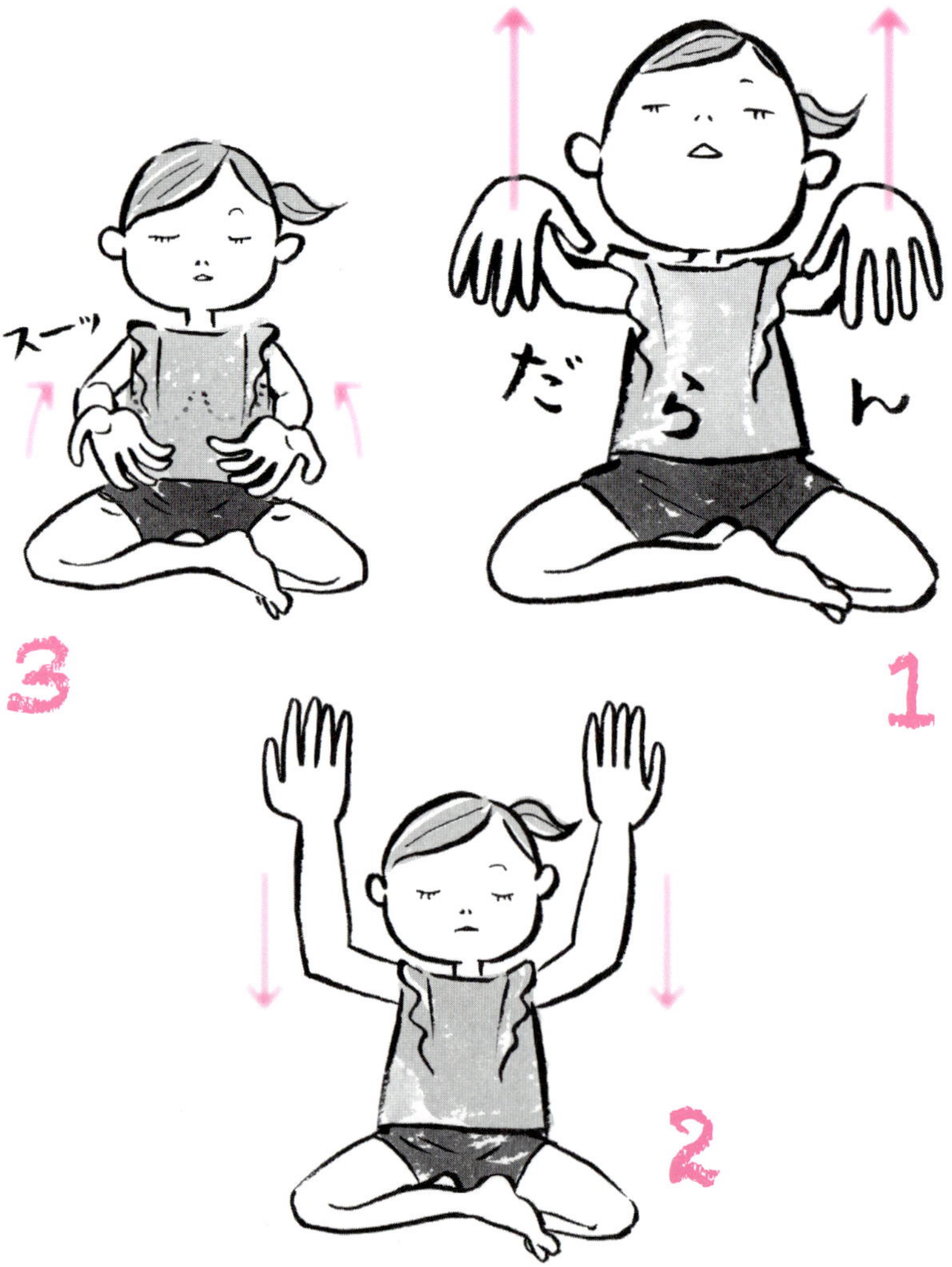

スーッ

だらん

3

1

2

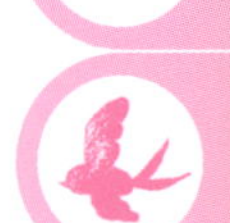

POSE9

安楽座で座り、おばけのポーズをとりながら、息を吸って天井を見上げる。そのまま上に手を上げる。息を吐きながら手のひらを返し、ゆっくり下ろす。胸まで下ろしてきたら、アンダーバストを手のひらでなでるように動かす。

息を吸って天井を見上げる

天井を見上げるときに、のどに意識をもって、ゆっくり開いていきましょう。そうすることで、自然と深い呼吸ができるようになります。

アンダーバストを手のひらでなでる

胸の中心から、アンダーバストをなでながら、ひじを後ろへもっていきます。肋骨(ろっこつ)がほどよく開いた状態で、胸に沿わせてひじを後ろに引くと、肩甲骨が自然に中心へ寄っていきます。

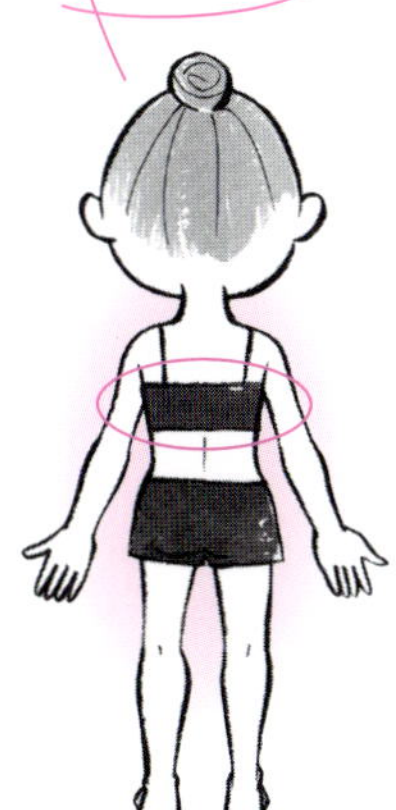

[POSE 10]

上手な腕の回し方 安

肩まわりのトラブルに悩まされている方、腕を大きく後ろまで回していませんか？
ひじを上げて下ろすだけで、胸の張りと肩のコリを解消できますよ。

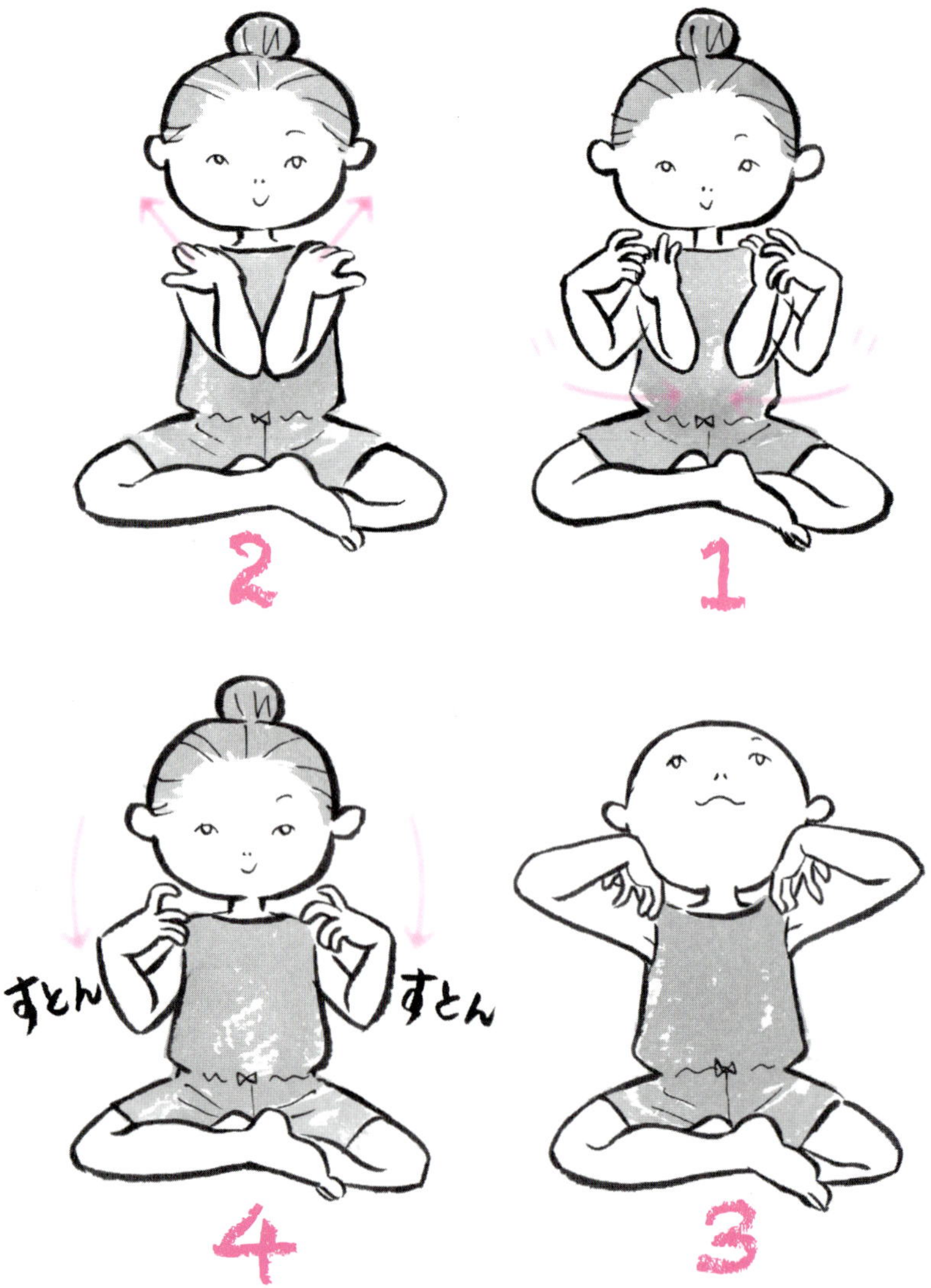

1

2

3

すとん　すとん

4

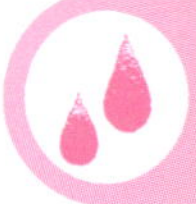
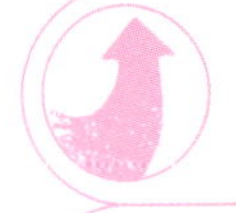
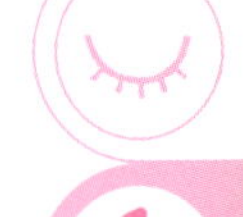
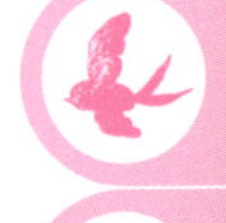

安楽座に座り、ゆっくりと中指を肩におく。ひじをかるく合わせて、すこし上を向く。息を吸いながら、そのままひじを開く。息を吐いて、ひじを下に下ろす。これを3回繰り返す。

中指を肩におく

中指をトンッと肩にのせることで、ひじがかるく上がってきます。ここから小さくひじを動かすことで、肩甲骨が開いていきます。

そのままひじを開く

可動域を超える大きな動きはしなくてだいじょうぶ。ひじは背中より後ろにいかないように、無理なく開きます。

ひじを下に下ろす

腕をぐりぐりと後ろまで回してしまうと、胸が突っ張ってしまいます。あくまで開いたひじをすとんと下へ落とすだけです。

小さな動きですが、胸筋を張らずに肩と胸をゆるめることができます

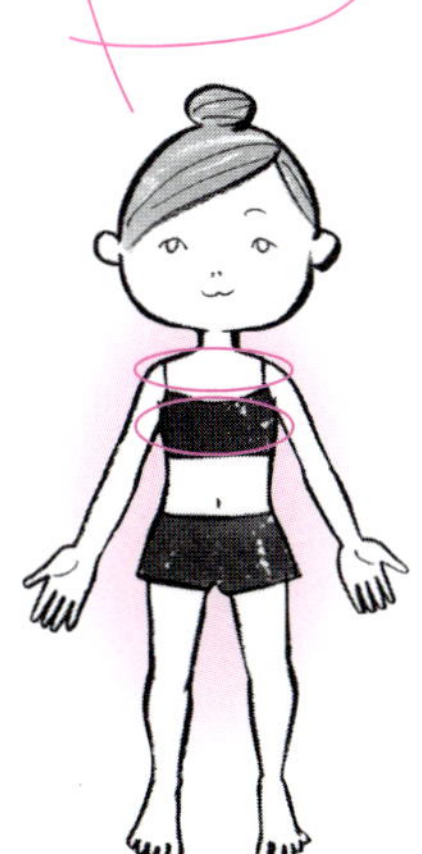

［ POSE 11 ］

頭と腕ばたん 安

大きな力を抜くには、一度緊張させることも大事。ぎゅっと硬く力を入れた状態から、一気にばたんっと脱力してみて。首裏と肩がすっとラクになります。

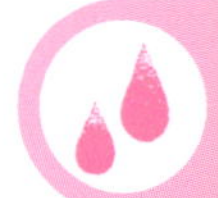

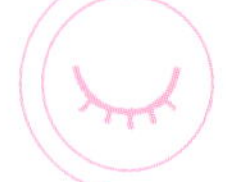

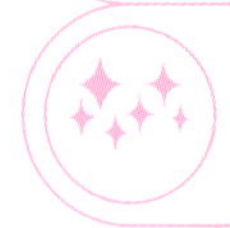

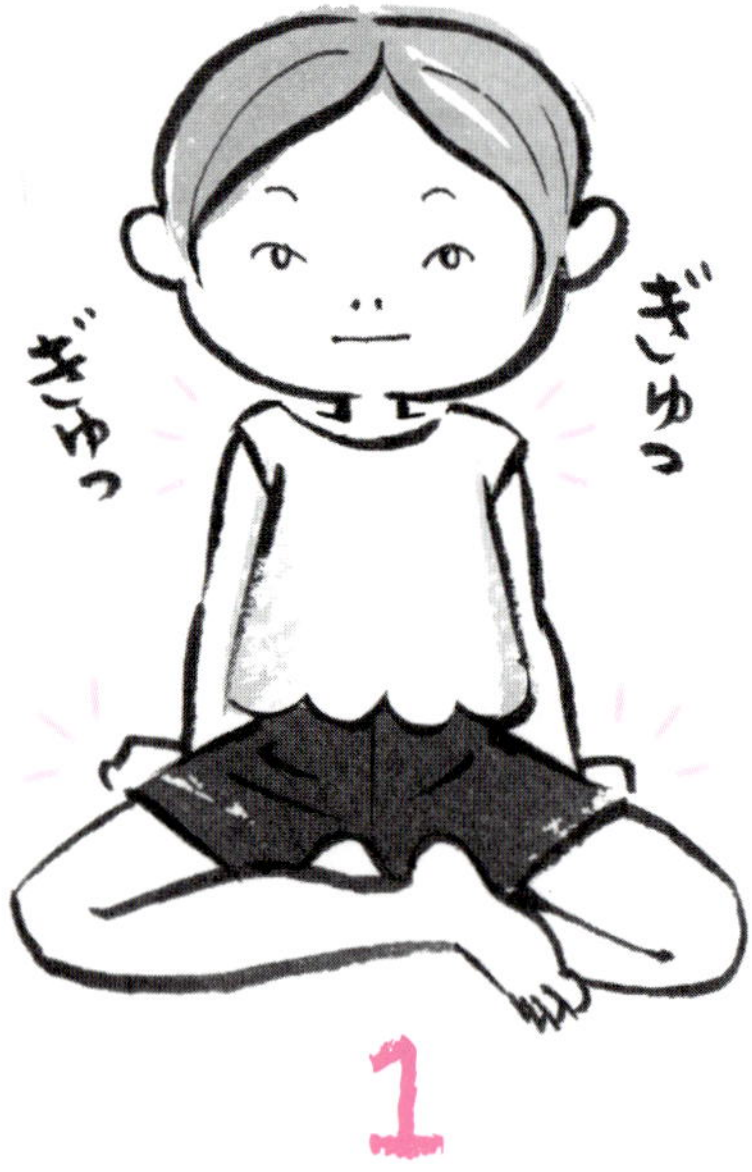

1

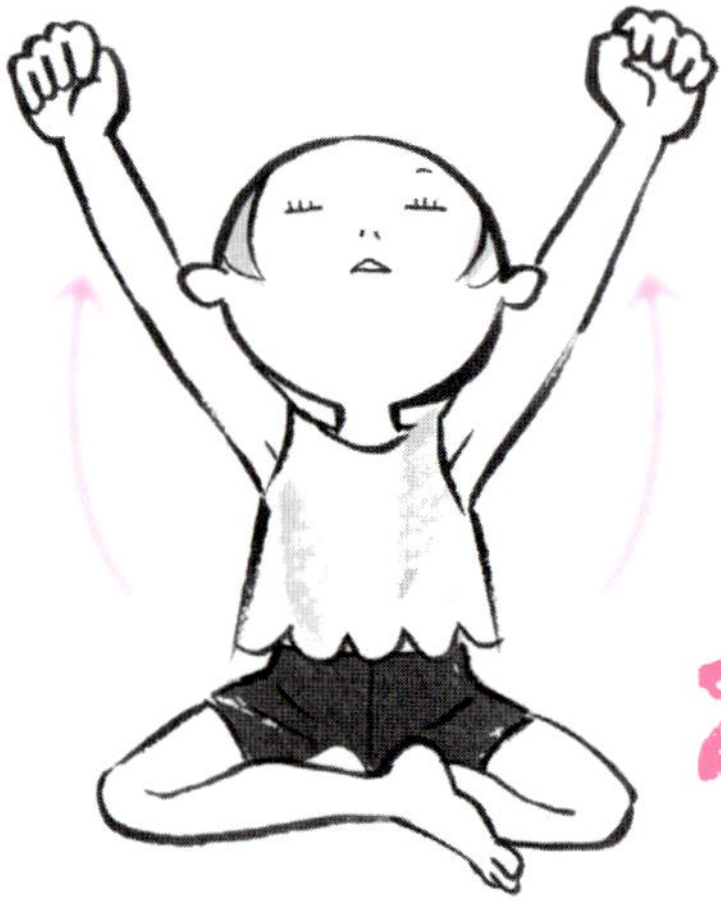

ぎゅっ

ぎゅっ

2

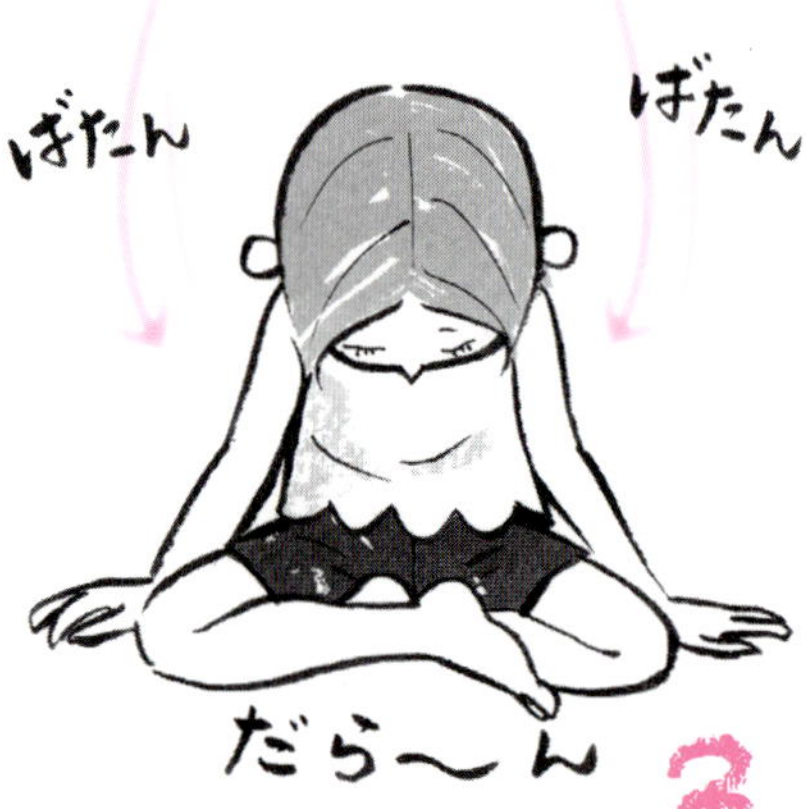

3

ばたん

ばたん

だら〜ん

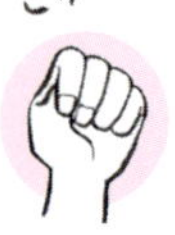

POINT
親指をなかに、
手をぎゅっと握って
下におきます

POSE11

安楽座で座り、親指をなかにして4本の指を握り、おしりの近くにおく。ぎゅっと肩に力を入れて上を向き、腕を上げる。頭と腕を一気にばたんと下げる。

親指をなかにして

親指をなかに入れることで、より握りやすく、力を入れやすくなります。

ぎゅっと肩に力を入れて

脱力する前には、一度緊張させることが大事。ぎゅっとした緊張状態で、腕を上にもっていきます。

一気にばたんと

自分のタイミングで一気に力を抜いてばたんと下ろしたら、そのまま下を向き、10秒くらいだら～んと脱力状態で。頭の重みを感じると、頸椎が徐々にゆるまり、首の後ろと肩がラクになってきます。

首裏から肩にかけて一気にゆるみます。肩や首のコリにおすすめ

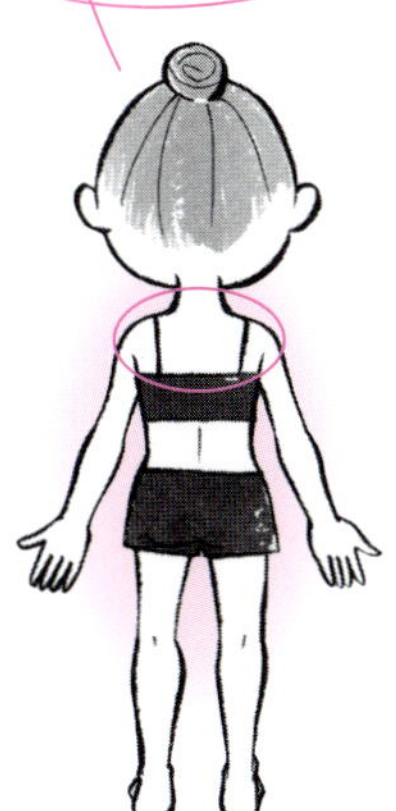

［ POSE 12 ］

ふんわり広がる腕回し

ゆるぴこヨガでは、とにかくやさしくゆるやかな動きを基本としています。
腕を回すのも、丁寧に、ふんわりと。手のひらの向きにも、意識を寄せてみて。

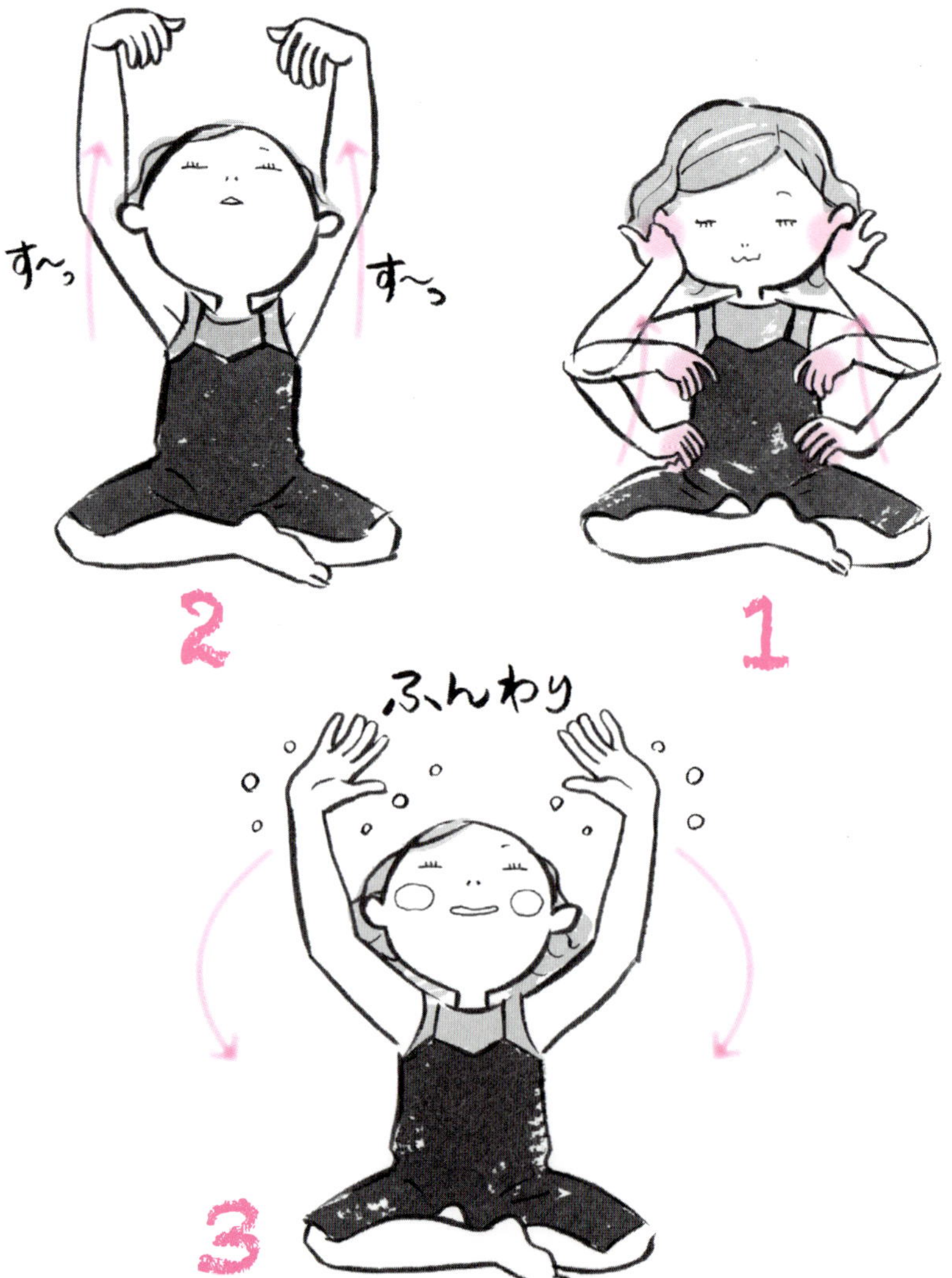

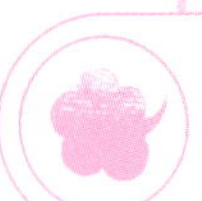
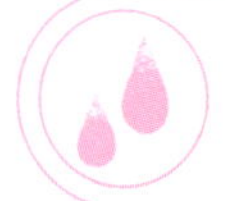
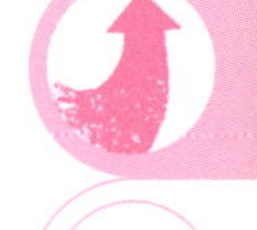
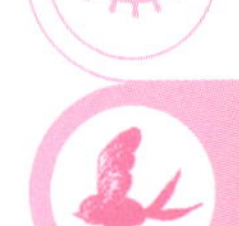

POSE12

安楽座で座り、両手の甲を腰に当て、そのまま腰~脇~耳に沿わせながら、ひじからゆっくり上げる。手のひらを外に向けてふんわり開く。

ひじからゆっくり

手を上げるときは、肩を突っ張らずにひじから丁寧に上げることが、ゆるぴこヨガの腕の動かし方の重要なポイント。腰~脇~耳に沿わせて、ゆっくりと天に向かってすーっとのびていくような気持ちで、上げていきます。

外に向けてふんわり

大きく手を広げるとき、ひざに手をおくとき、手のひらから、何かが入ってくるイメージを常にもってみて。手のひらを外向きにして、ふんわりと広げていくと、視野や思考も開けてくる気がしませんか?

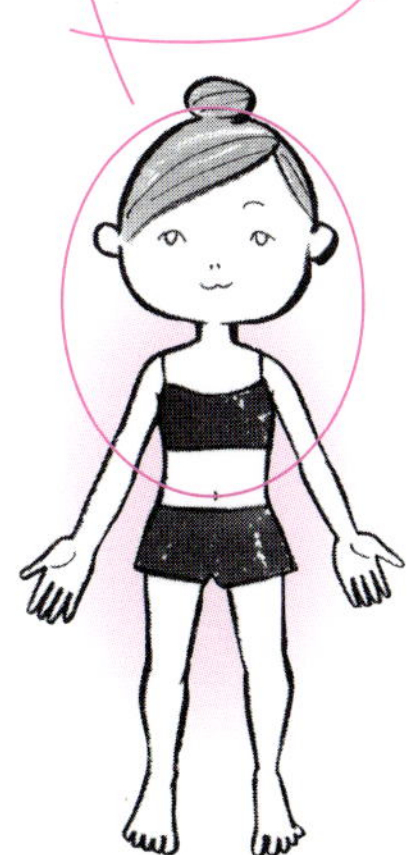

[POSE 13]

頭の重みで首ゆるめ 安

首や肩まわりの動きをスムーズするためのポーズです。頭の重みだけで
自然に倒せば、自分の可動域を超えることなく、自然なゆるみが感じられます。

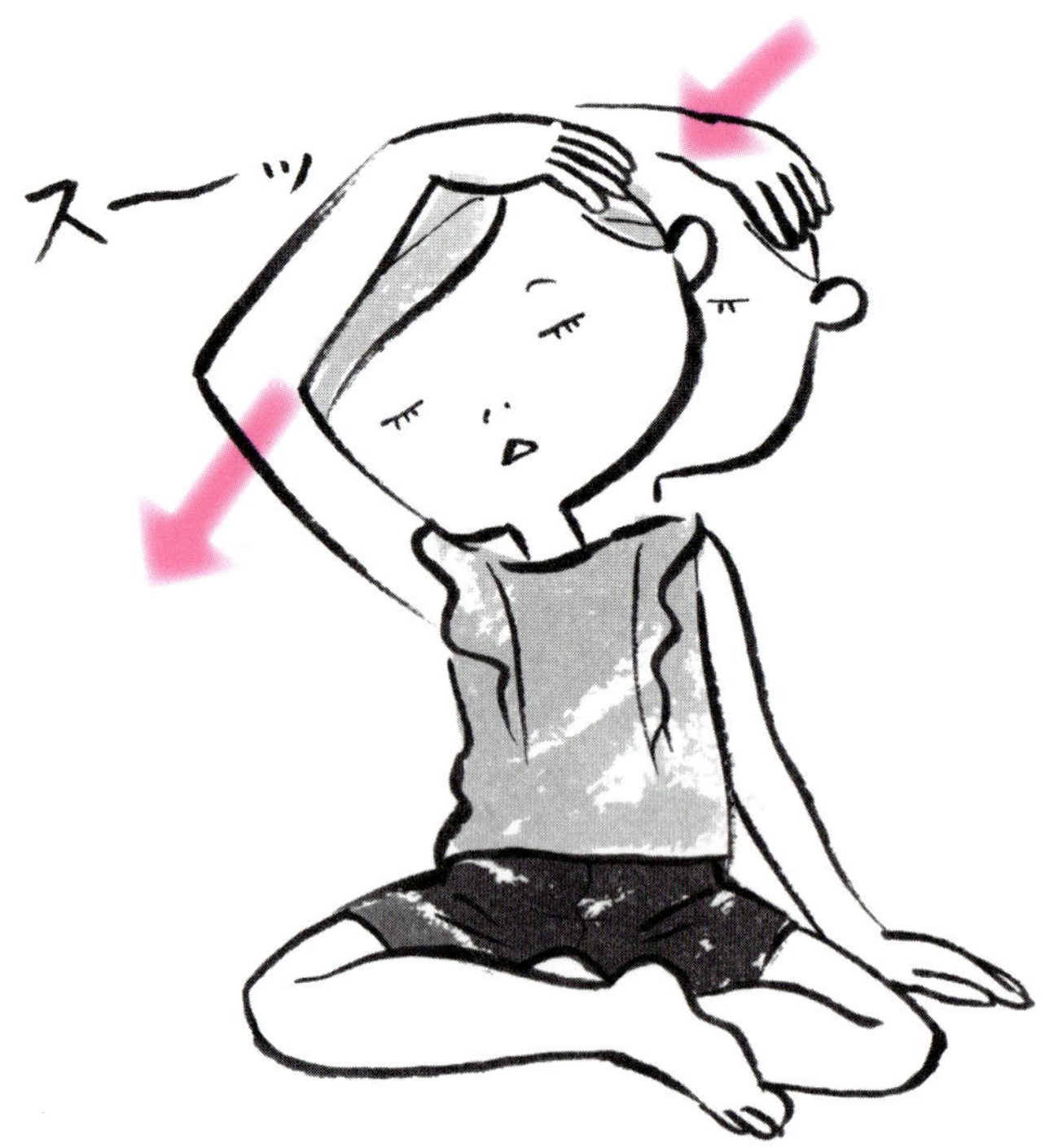

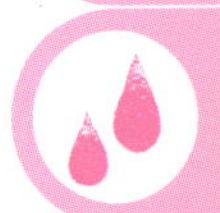
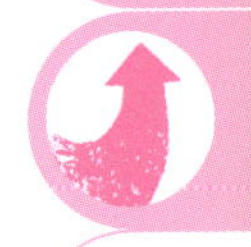
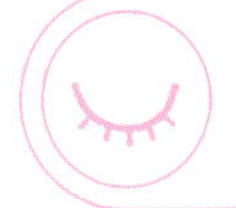
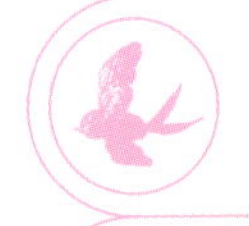
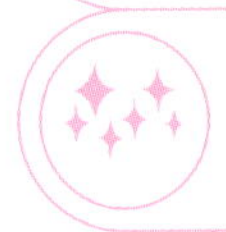

POSE13

安楽座で座り、右手を左の耳の上におき、頭の重みだけでスーッと右に傾けていく。このとき口元はゆるめる。反対側も同様に行う。

頭の重みだけで

引っ張るのではなく、肩からいろんな重たいものがはずれていくイメージで傾けていきます。手で押したりせずに、手はあくまでのせているだけの状態を意識しましょう。

右に傾けていく

このとき、左の肩を一度かるく上げて、緊張状態にしてから下にすとんと落としたあとに頭を傾けていくと、よりゆるみが感じられます。左の首筋が、無理にのばしたりすることなく、自然にゆるむのが感じられるでしょう。

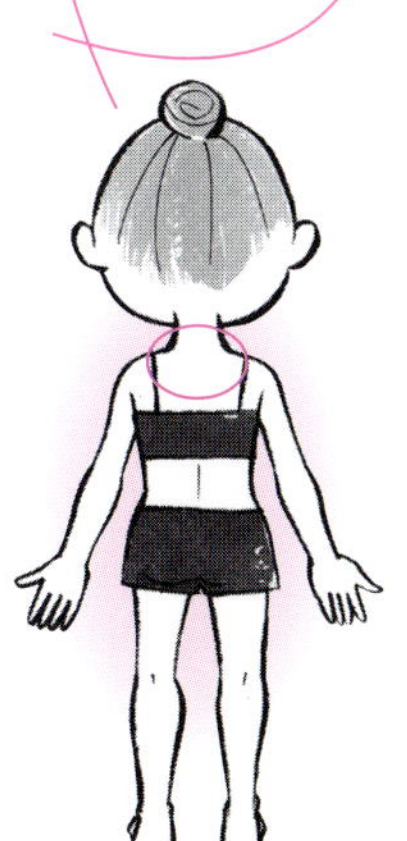

手を添えて、頭の重みを感じるだけ。首や肩のコリがラクになります

[POSE 14]

頭の重みでくるりんくるりん 安

首を回すとピキピキと音がする、なんて方はいませんか？ 筋(すじ)に変な力を入れることなく、4方向に脱力しながら、転がすように動かしていきましょう。

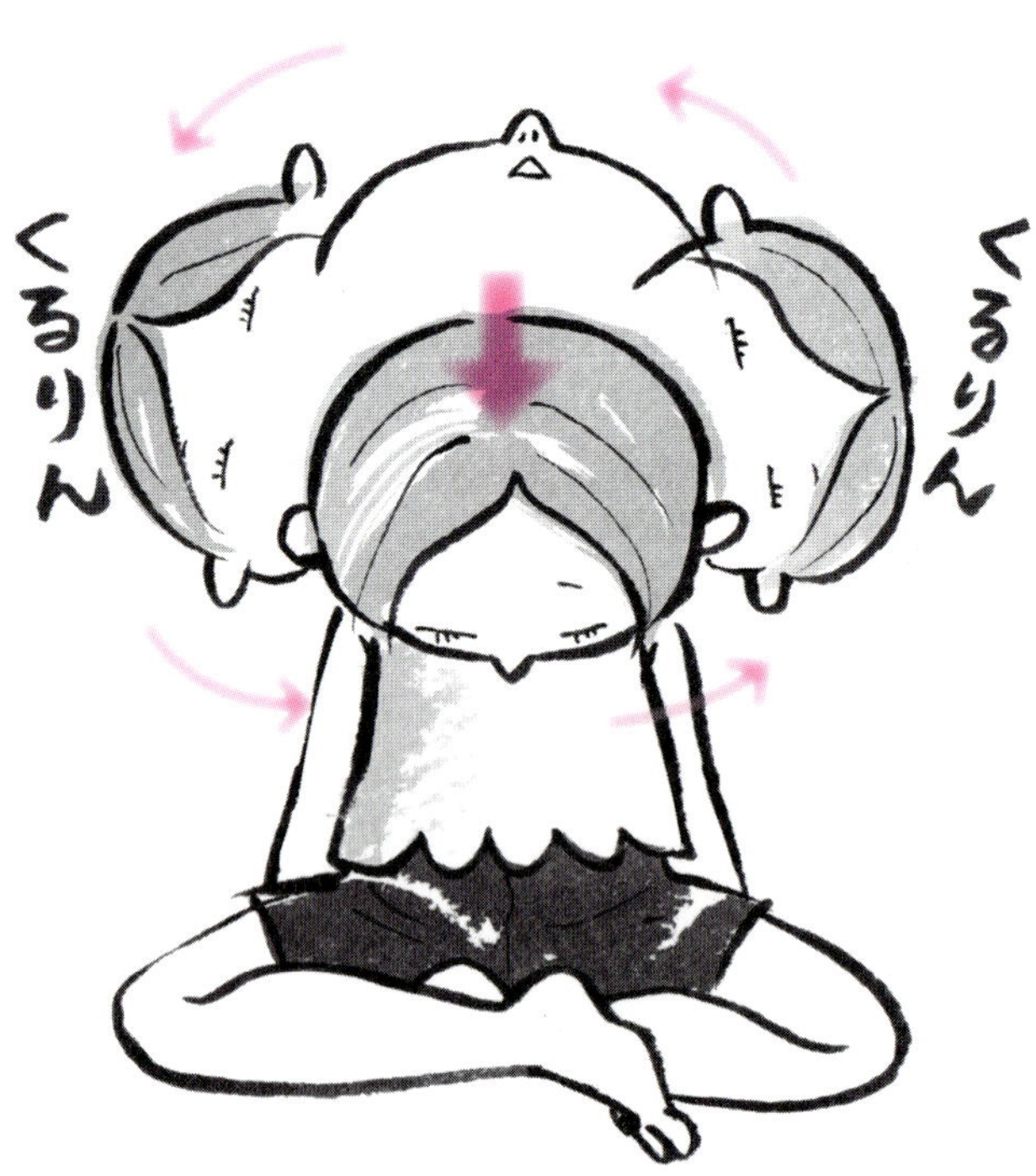

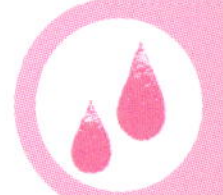

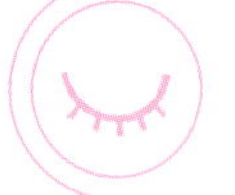

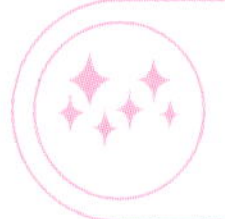

POSE14

安楽座で座り、目を閉じる。つむじを、くるりんと下に向ける。頭の重みで右方向、上方向、左方向、最後に下にくるりんと下ろす。この4方向に、頭を転がしていく。反対回りも同様に行う。

目を閉じる

目を閉じると、より自分の動きに集中できます。目を閉じ、ふわぁっと力を抜けば、自分にとって良いタイミングで動いていけるのです。

くるりんと下に下ろす

力を抜いて、頭の重みだけで動かします。ふっと力が抜けてしまう感じです。口を半開きにすることで、自然に力をゆるめることができます。

4方向に、頭を転がして

脱力した状態で、頭を4方向にくるりん、くるりんと動かします。「回す」のではなく「転がす」イメージで行いましょう。

首、耳、肩まわりの筋肉がほぐれ、ゆるんでいきます

[POSE 15]

のどから手が出る 安

からだが硬くても、大きな動作でゆっくり行えば大丈夫。自分の可動域を知って動けば、からだのまわり全方向に対して、自由度が高くなっていきます。

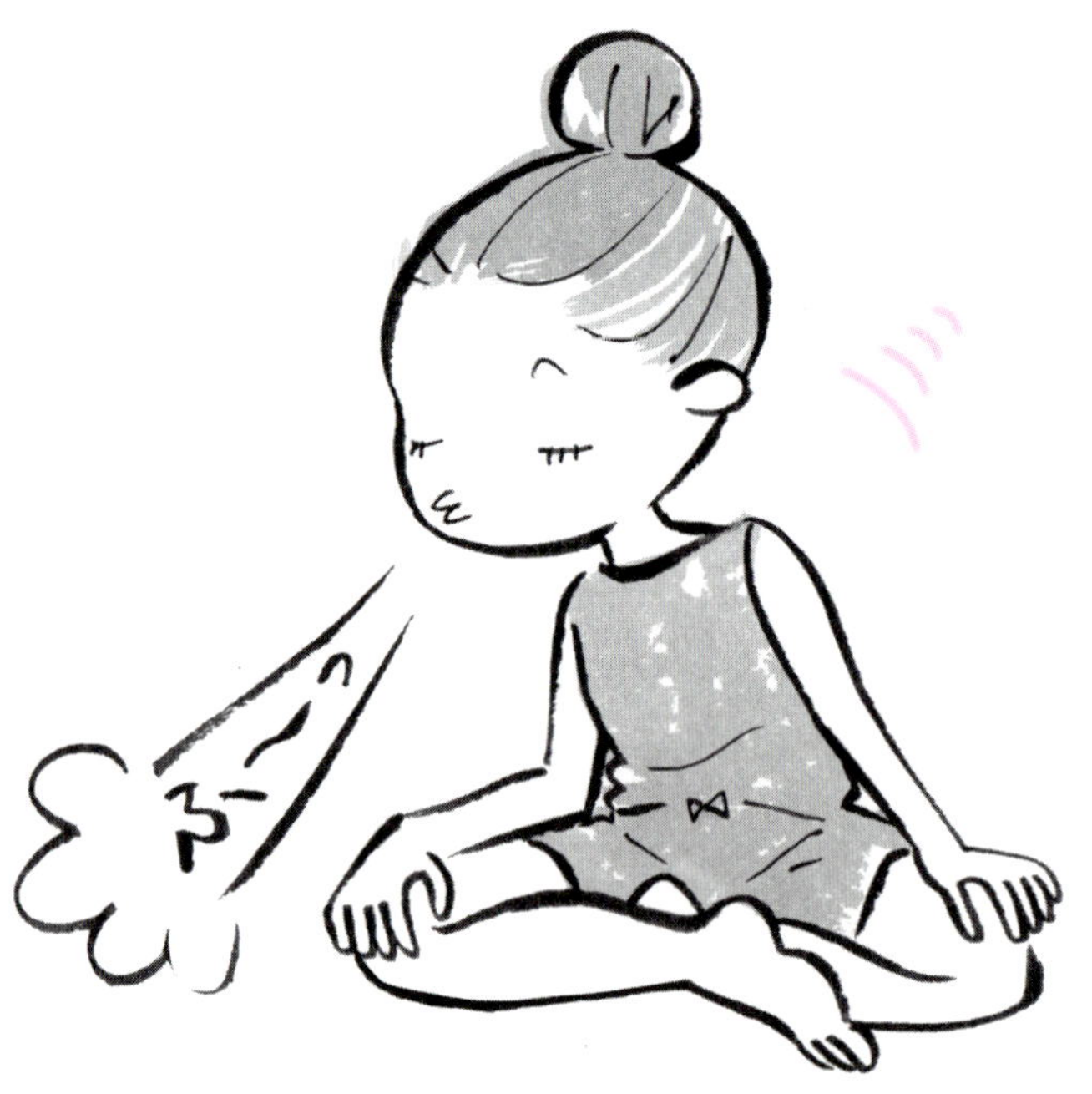

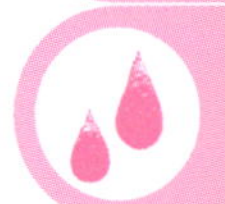
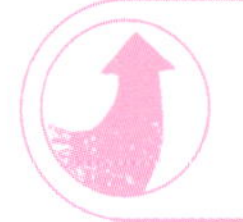
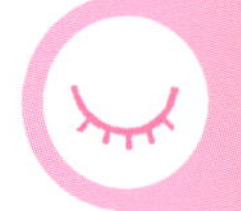
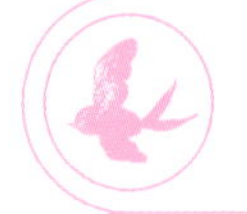
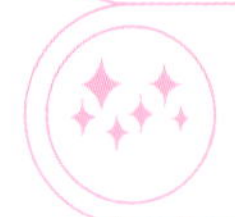

POSE15

安楽座で座り、かるくひざに手をおいて、右斜め下を見る。のどから手が出るイメージで、ふーっと息を吐きながら、右斜めにすこし倒れる。反対側も同様に行う。

のどから手が出るイメージで

背中をまっすぐにして、下は向かない。あごをかるく出し、のどから遠くへのびていきましょう。脇と腰がゆっくりと左右にゆるんでいきます。

右斜めにすこし倒れる

なかには、身を沈めて床にペタンとからだをつけるポーズがあります。もちろん、できる方は床まで倒していってもいいです。でも、ふーっと息を吐きながらすこし倒れるだけでだいじょうぶ。自分が無理なく倒していけるところまで、大きく、ゆっくり倒れていきましょう。

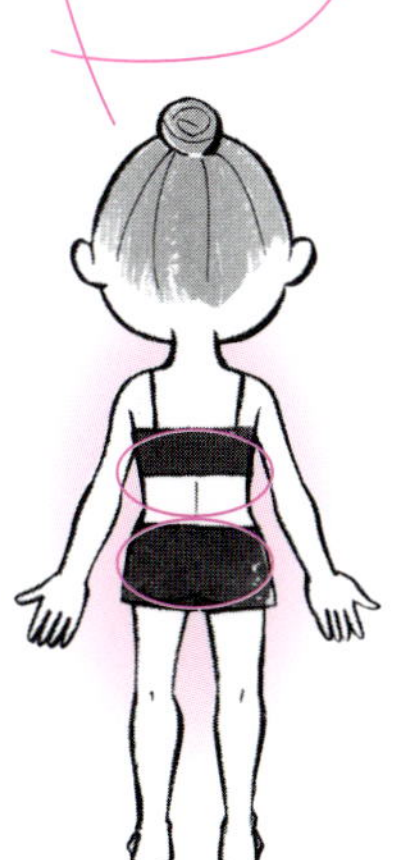

肋骨と肩甲骨、腰回りの可動域が広がり、呼吸が深くなります

［ POSE 16 ］

立ったまま逆立ち 立

逆立ちには、古い血を流れさせて浄化するという効果があります。でも、逆立ちって難しい！　実は、立ったまま上半身だけを逆立ちさせるポーズがあるんです。

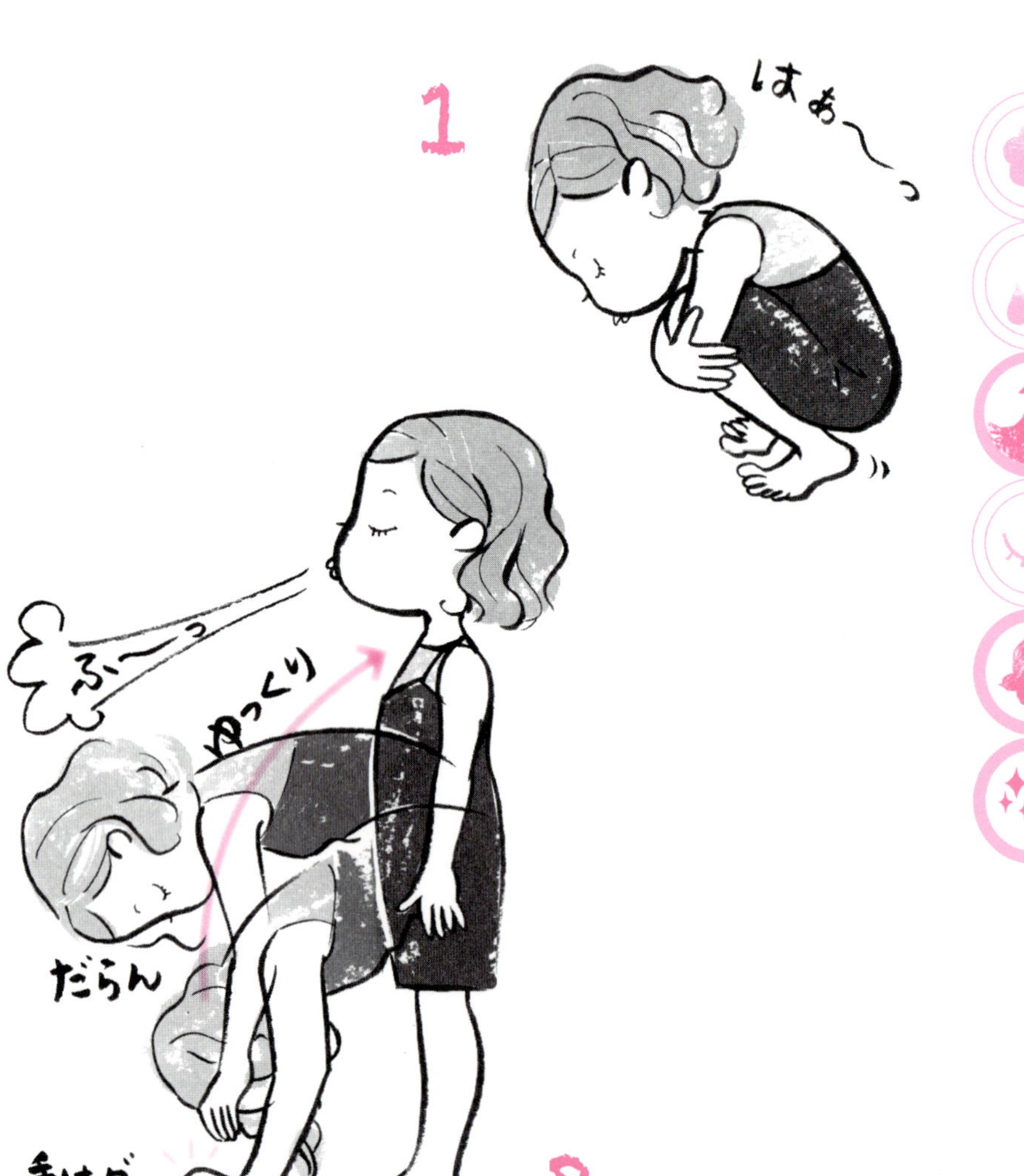

POSE16

両足をすこし開いておしりを落とし、両ひざを両腕で抱えてうずくまる。こぶしをつくり、つま先の前におき、床を押しながらゆっくりひざをのばす。だら〜んと立ち上がり、ゆっくり起き上がる。

両ひざを両腕で抱えてうずくまる

ぐっとうずくまった状態で、足の裏を意識します。すると、足の裏が開き、土踏まずが床についてマッサージになります。尾てい骨や仙骨も開いてきて、お腹も自然にマッサージされます。

だら〜んと立ち上がり

下を向いたまま、ゆっくりと立ち上がります。この動作により、ふだん立っている胃や腸などの臓器が下向きになることで、動きが活発に。歪(ゆが)んだものや硬くなっているものを、一度逆向きにして、整える感じです。

ゆっくり起き上がる

つむじを真下にしたまま、ゆっくりからだをロールアップしたら、最後にふーっと息を吐きましょう。

頭と両腕の重みでだら〜んと立ち上がることで、腰の骨一本一本がゆるみます

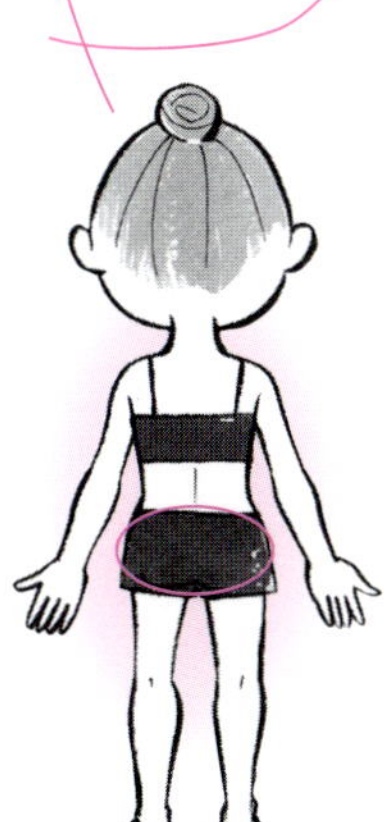

[POSE 17]

ぱあっと胸開き 立

2～3回、ぱあっと手を広げるだけで、姿勢が整って、気分もシャンとしてくるはず。
自然に胸を開くことで、新しい思考や風が入ってくるのです。

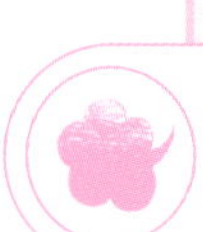
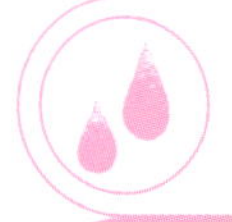

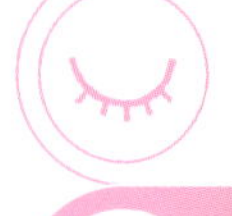

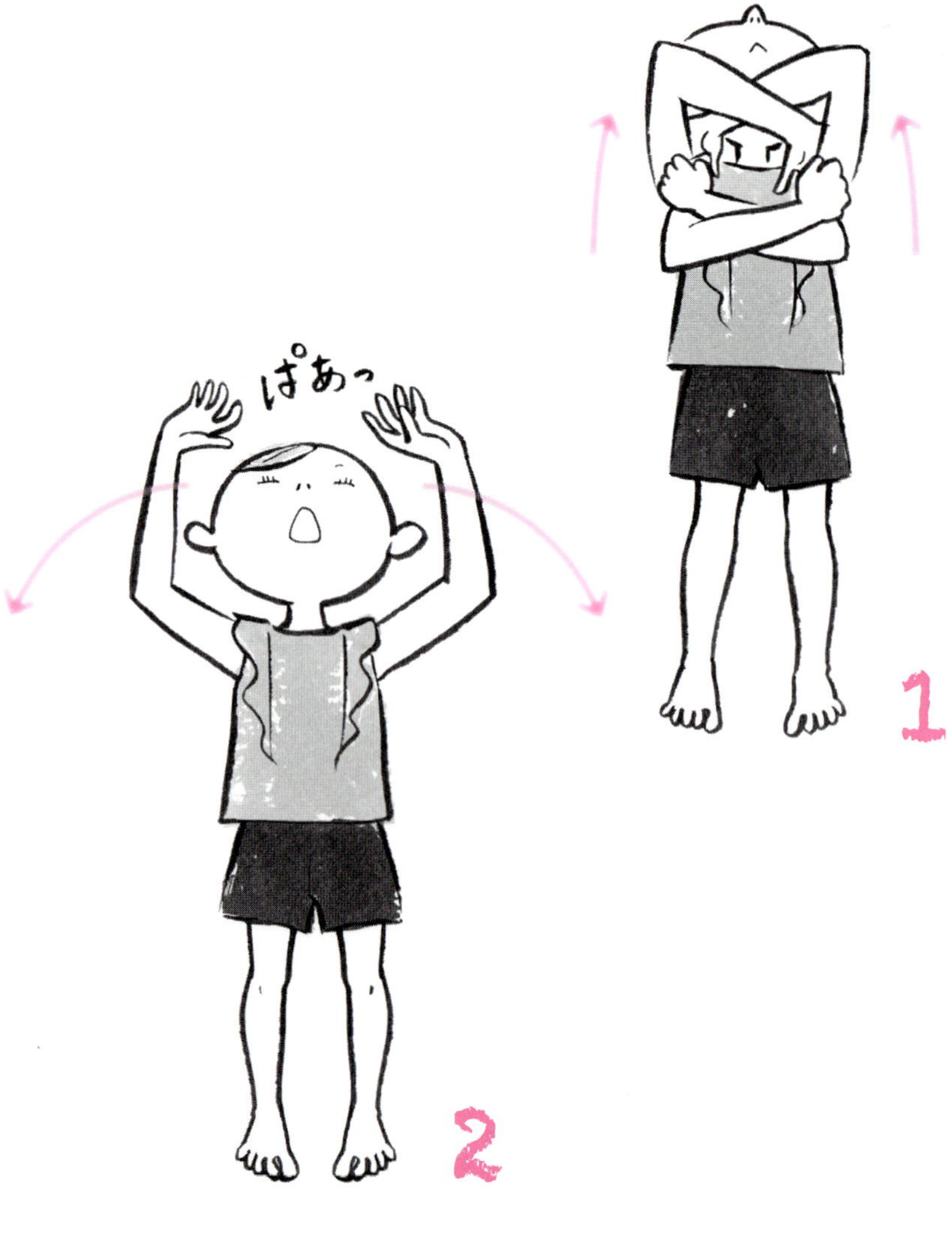

1

ぱあっ

2

POSE 17

両足を開いて立ち、両手をクロスして肩におき、上を向いて、ぱあっと手を開きながら息を吐いていく。これを数回繰り返す。

両手をクロスして肩におき

人間は、不意に立ち上がった状態だと肩が前のほうに落ちているもの。クロスして上を向くことで、胸が開き、肩が後ろに向きます。

ぱあっと手を開きながら

このとき、ひじはのばさないのがポイントです。「ぱあっ」と口に出して言ってみてもいいでしょう。手を開いて回すときにも、腰に負担をかけないため、背中より後ろに腕がいかないようにしましょう。2~3回繰り返すと、自然にまっすぐなキレイな立ち姿になっています。

気分を上げたいときには、このポーズ！姿勢が整い、気分も晴れてきます

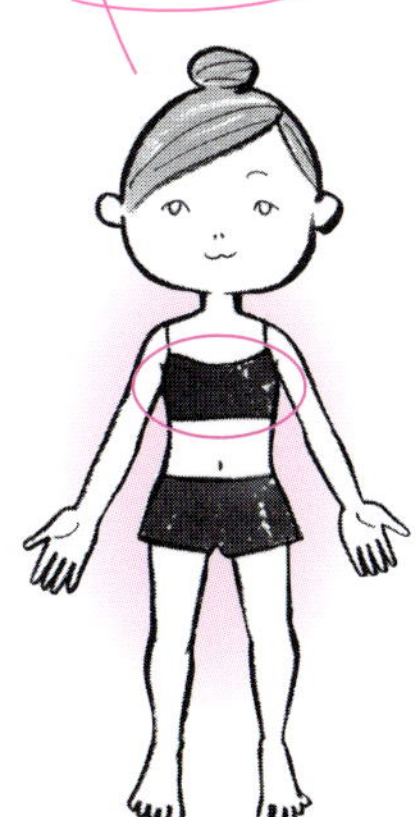

［ POSE 18 ］

腕ぐるんぐるんぶんぶん 立

大きな動きをするときには、引っ張ったりのばしたり、無理なテンションをかけないこと。腕を左右・前後に回すときには、腕の重みで振り子にします。

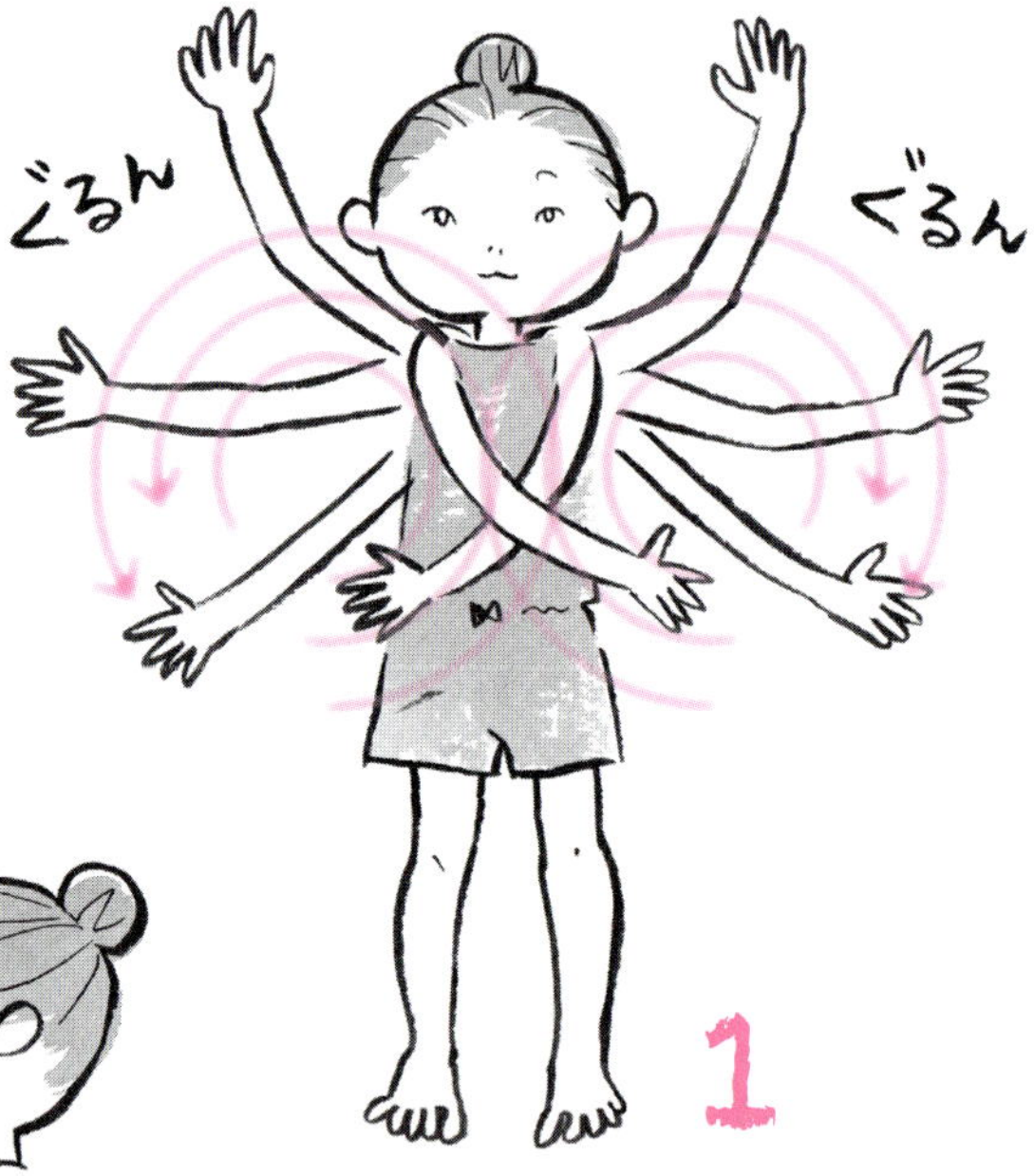

ぐるん

ぐるん

1

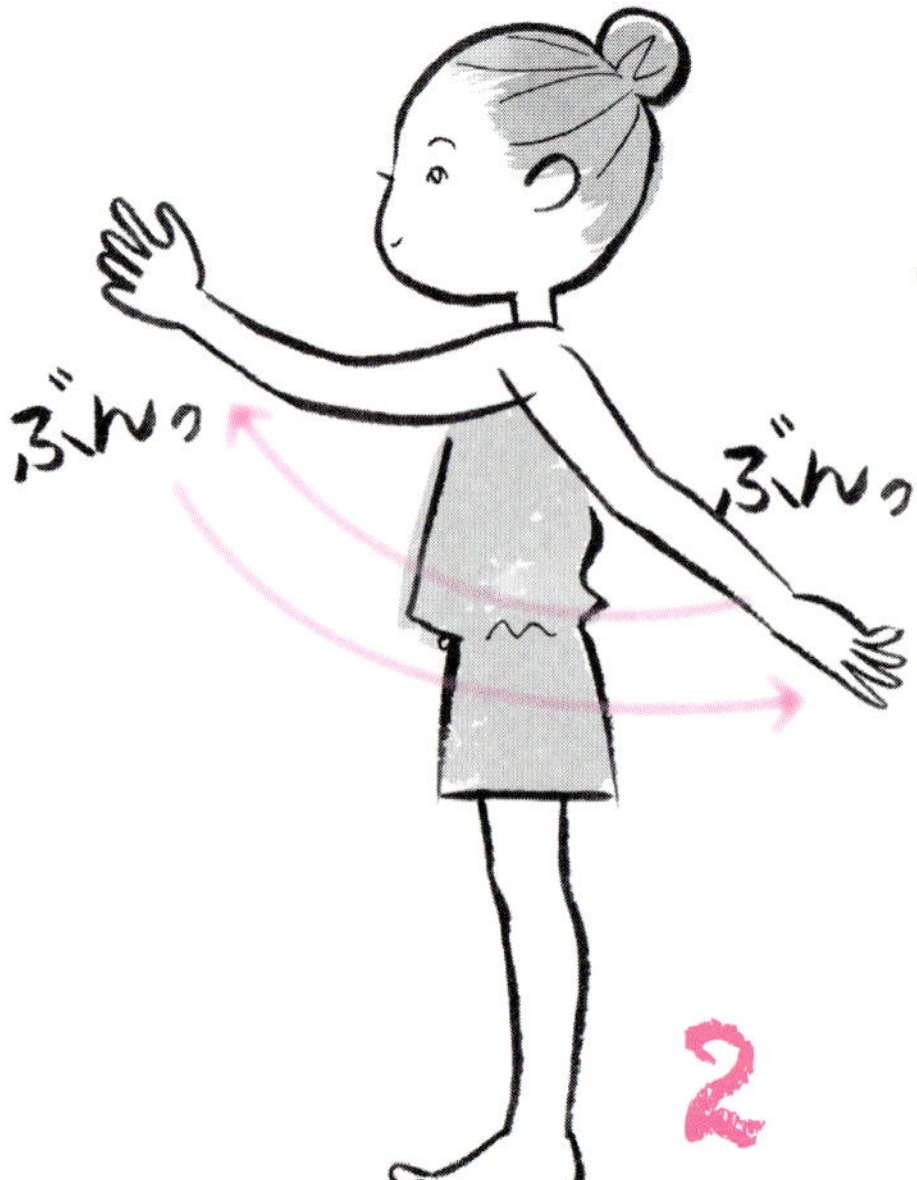

ぶんっ

ぶんっ

2

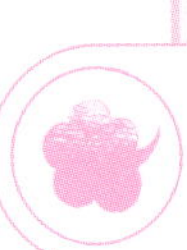
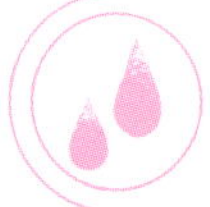

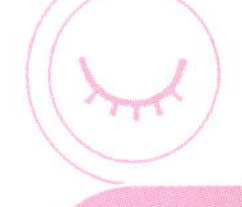
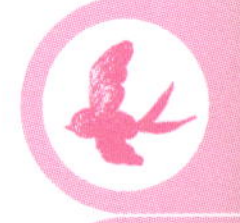

POSE18

足をかるく開いて立ち、つむじを天に向け、前を向いたまま、両手の重みだけで腕をぐるんぐるんと回す。次に、前後に腕をぶんぶんと振る。手の重みで振り上げ、下ろす。

両手の重みだけで腕をぐるんぐるん

まずはサイドの全方向に、腕をぐるんぐるんと回します。肩を使うのではなく、腕の重みにまかせて振り子のように、回すこと。余裕のある方は回しながら、ひざをカクンカクンと曲げながら動いてみて。ボールが飛び跳ねるイメージでひざを動かせば、全身の動きがより大きくなります。

前後に腕をぶんぶんと振る

腕の重みで、肩や肋骨(ろっこつ)をゆるめていきます。こちらも余裕があれば、ひざを動かしながら。最後は手をぴったりと止めず、だら〜んと振り子が徐々に止まっていくイメージをもちましょう。

振り子のように自然な重みで動かすことで、からだじゅうにエネルギーが巡っていきます

[POSE 19]

からだシェイク 立

細かく速い動きで全身を動かすことで、からだの中をシェイクします。血液やリンパの流れが活発になり、フレッシュな気分になるはずです。

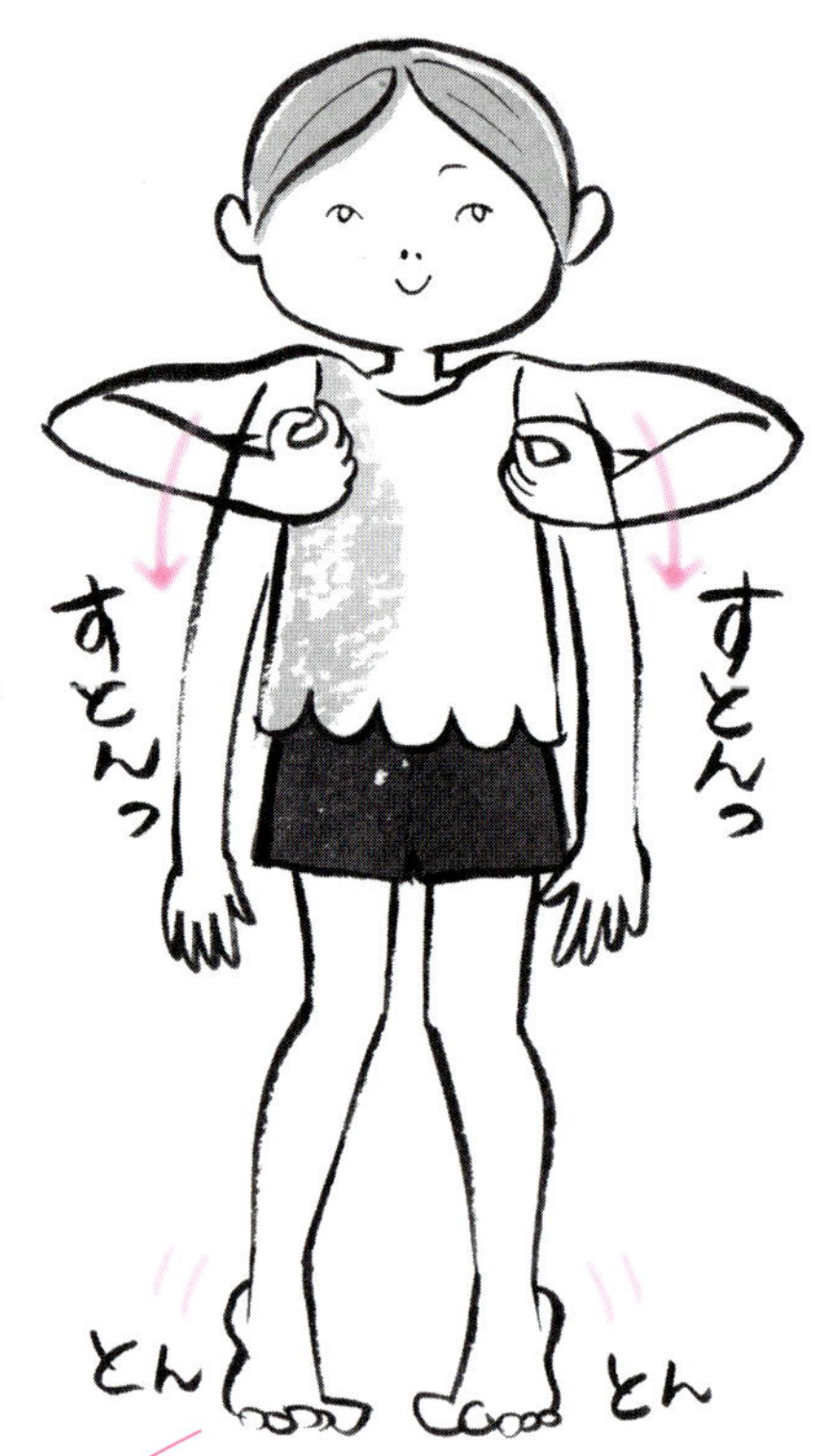

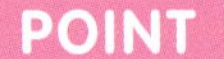

POINT

とん

つま先で立ち、かかとをとんとんと床につけて、からだを跳ねさせます

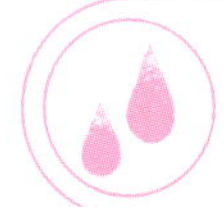

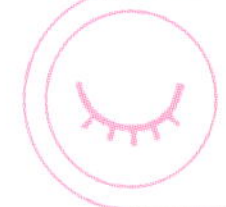

POSE19

手のひらを上にしてひじを上げ、脇からすとんすとんと腕を下ろす。同時に、ひざをかくんかくん、かかとを床にとんとんとつけ、からだを跳ねさせる。息を吐きながら、縦に大きく動いていく。

脇からすとんっすとんっと

腕を下ろす動作を、すこし速めに行います。手首をラクに、指先に力を入れないことがポイントです。

ひざをカクンカクン、かかとを床にとんとん

全身の連動した動きで一見難しいように思えますが、ペットボトルの水を縦に振るイメージで行えばかんたん。飛び跳ねるのではなく、つま先は床につけたまま行いましょう。力はどこにも入れずに、縦のシェイクの動きだけで気の巡りを良くしていくのです。

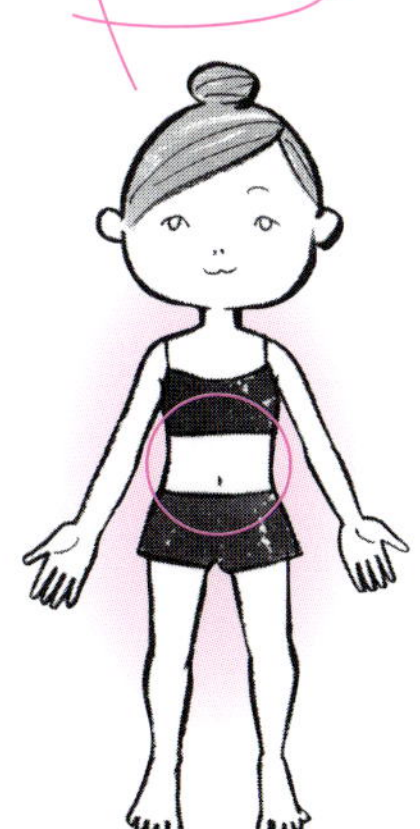

[POSE 20]

すーっと伸びて、脇開き 立

脇の下のリンパは、血行の交通の要となる場所。このリンパが滞(とどこお)ると、疲労や不調につながります。脇の下をゆるめて流れをつくりましょう。

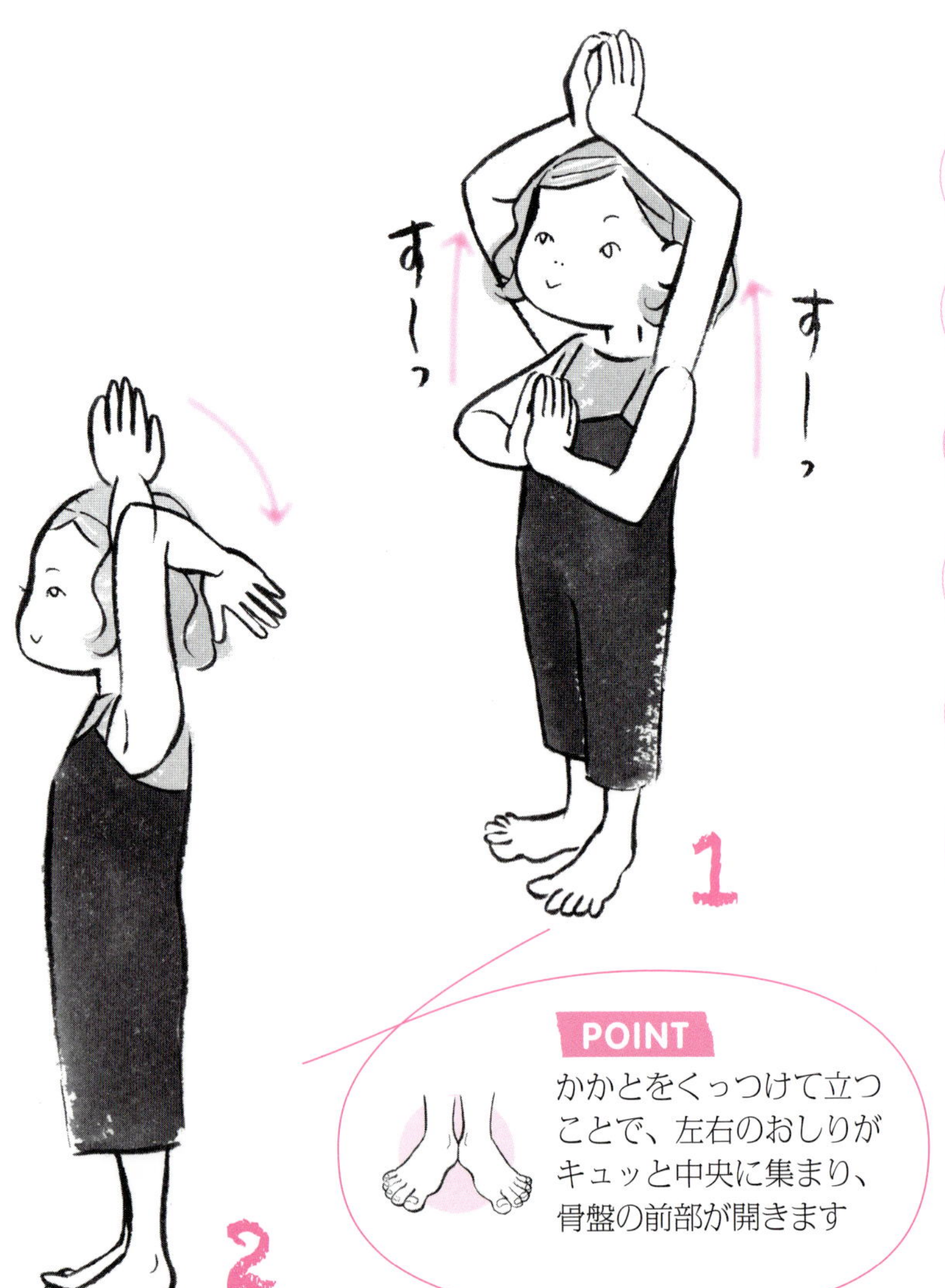

POINT

かかとをくっつけて立つことで、左右のおしりがキュッと中央に集まり、骨盤の前部が開きます

POSE20

かかとをつけ、つま先をVの字に開いて立つ。胸の前で合掌(がっしょう)して、顔の前をすーっと通って上に上げ、手首を頭にのせる。まっすぐの体勢のまま、ひじから上を後ろに倒す。

手首を頭にのせる

合掌した手を、かるく頭にのせます。頭の上に両手をのせるのが難しい場合は、おでこにかるくつけるだけでもだいじょうぶです。

ひじから上を後ろに

急に動かさず、ゆっくりと指の先から後ろに倒していきます。このとき、顔が前に倒れたり、上半身が丸まらないように、まっすぐの姿勢でいること。脇が開き、リンパの流れが良くなります。

腕とひじを動かしているようで、実は脇を開き、ほぐす目的があります

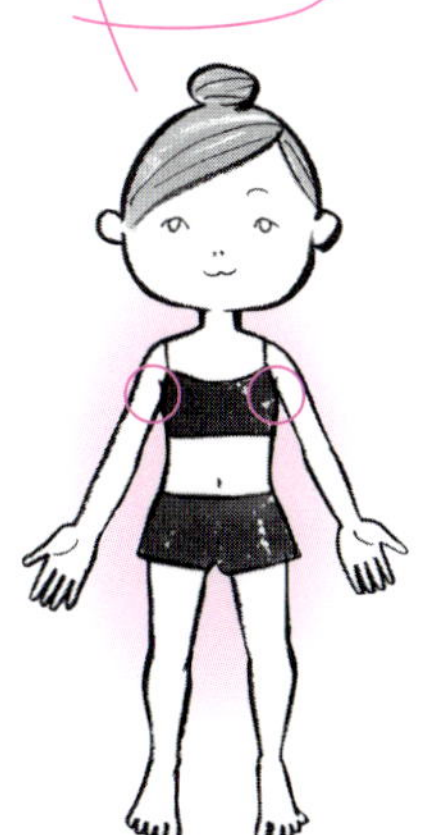

［ POSE 21 ］

耳ぱたぱた 立

肩や首のコリが長く続いたり、頭痛持ちの人は、リンパの流れが滞っていることに原因があるのかも。とってもかんたんにできるこの動きで、首をほぐしてみて。

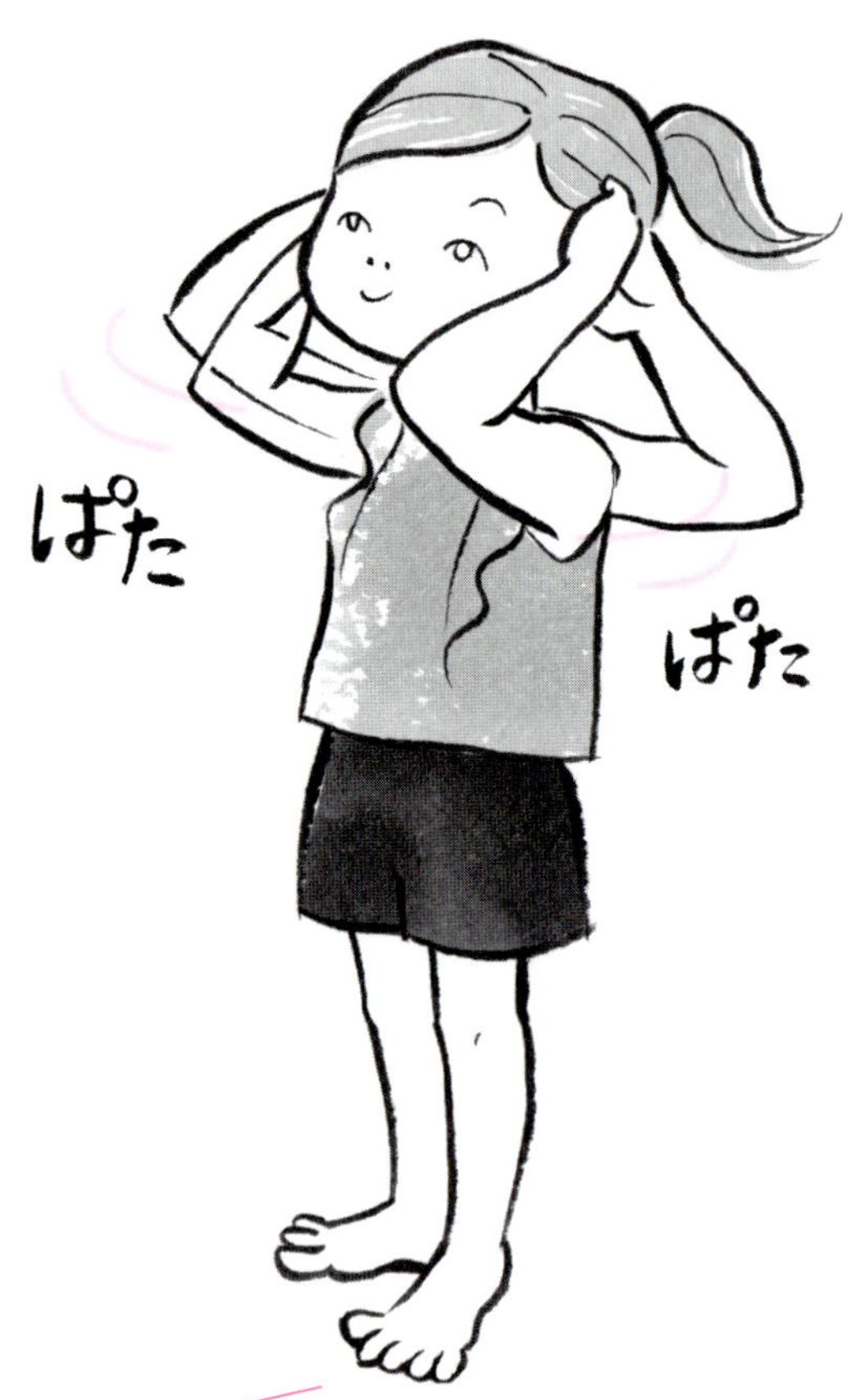

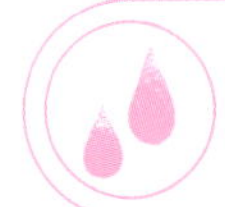

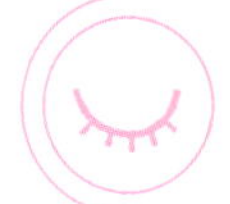

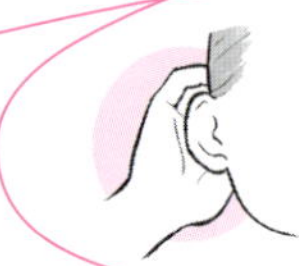

POINT

つかむのではなく、耳の後ろに指を入れて、かるくつつみこむようなイメージです

POSE21

かかとをつけ、つま先を開いて立つ。耳を指でつつみこむように手を添えて、ひじをかるく後ろにぱたぱたと動かす。

耳を指でつつみこむように手を添えて

耳の後ろ、首筋にも大事なリンパ節があります。指でつつむように手を添えます。リンパの流れを意識しながら動かしましょう。

かるく後ろにぱたぱた

耳に添えた手を起点にして、ひじを後ろにぱたぱたと動かします。肩甲骨の動きを意識して、後ろに寄せすぎないようにします。

肩や首がほぐれる、かんたん耳裏のマッサージ。リラックス効果もあります

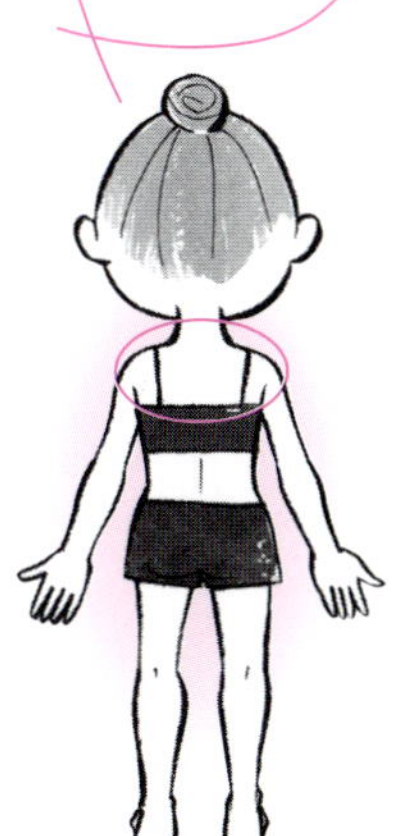

［ POSE 22 ］

かかしでくるり 立

腕回し運動などで肩甲骨を使うストレッチはありますが、
最小限のシンプルな動きで肩甲骨を使う動きがあります。

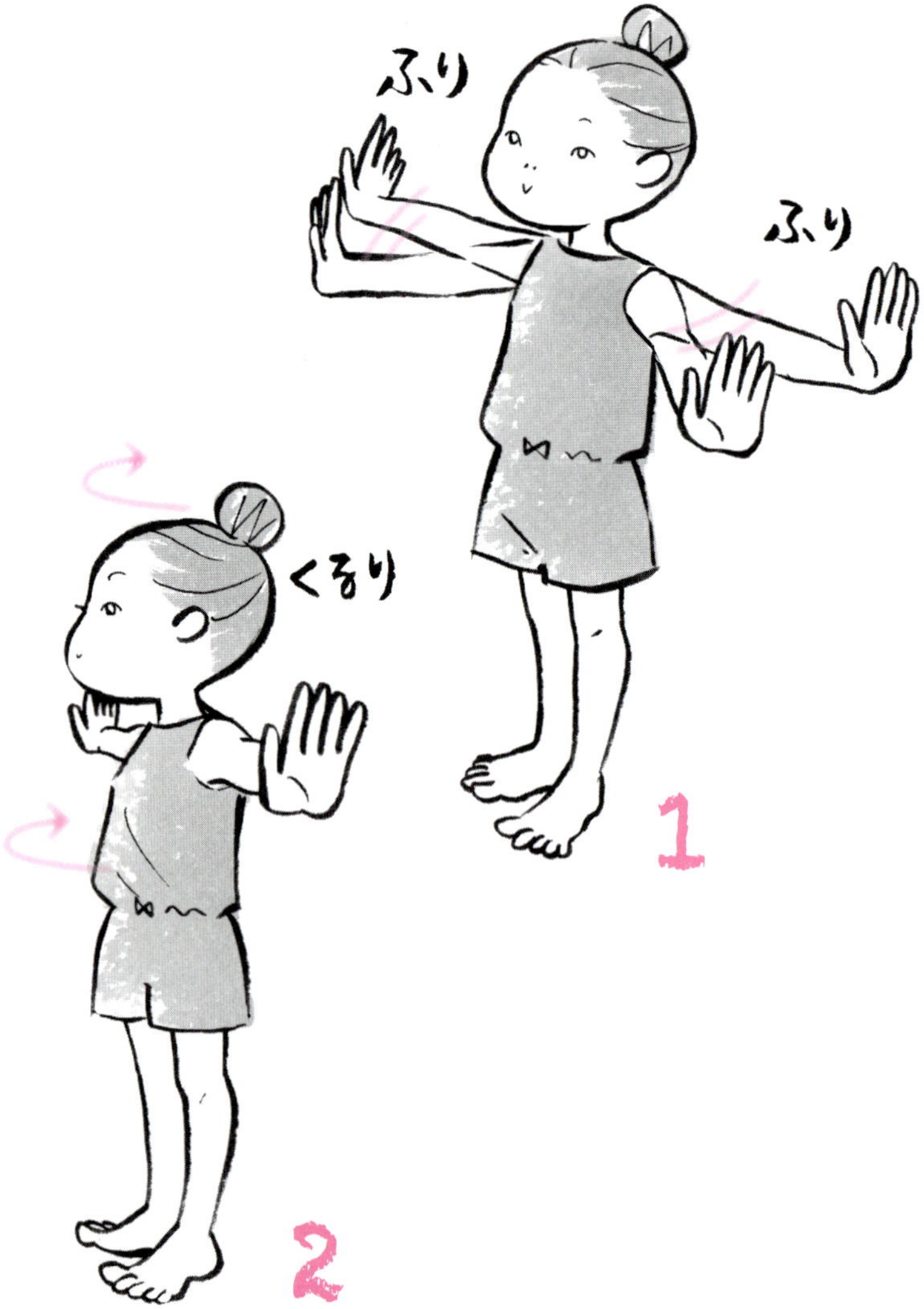

ふり

ふり

1

くるり

2

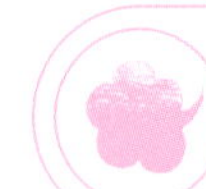

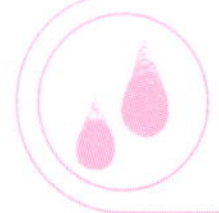

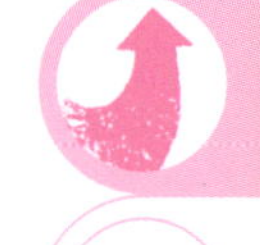

POSE22

立ったまま両手を水平に広げる。手のひらを外に向け、指先を立てた状態にする。そのまま両手を後ろにすこし振る。次に、右にくるりとからだをかるく回す。反対側も同様に行う。

両手を水平に広げる

ひじをのばしきるのが難しい方は、すこし曲げた状態でもだいじょうぶ。大切なのは、足を動かさず下半身を固定させて上半身だけの動きをすること。

手のひらを外に向け、指先を立て

手首を折ることで、腕の付け根から脇までが引き上がります。

両手を後ろにすこし振る

鳥が飛ぶように両腕を動かします。肩甲骨を寄せることが目的なので、大きく振りすぎないこと。

右にくるりとからだをかるく回す

腰を軸として、肩甲骨をかるく動かします。ひねるのではなく、スライドさせるイメージです。

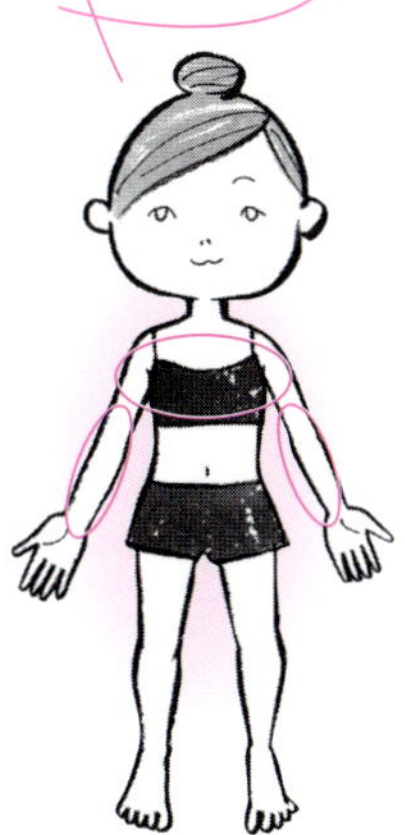

［ POSE 23 ］

ふんわりから、ぎゅ～ 座

からだをゆるめるためには、小さく縮まる動作も大事。これまでのばしていた部分が、ぎゅーっと縮まることで、お腹がすこしずつ刺激されていきます。

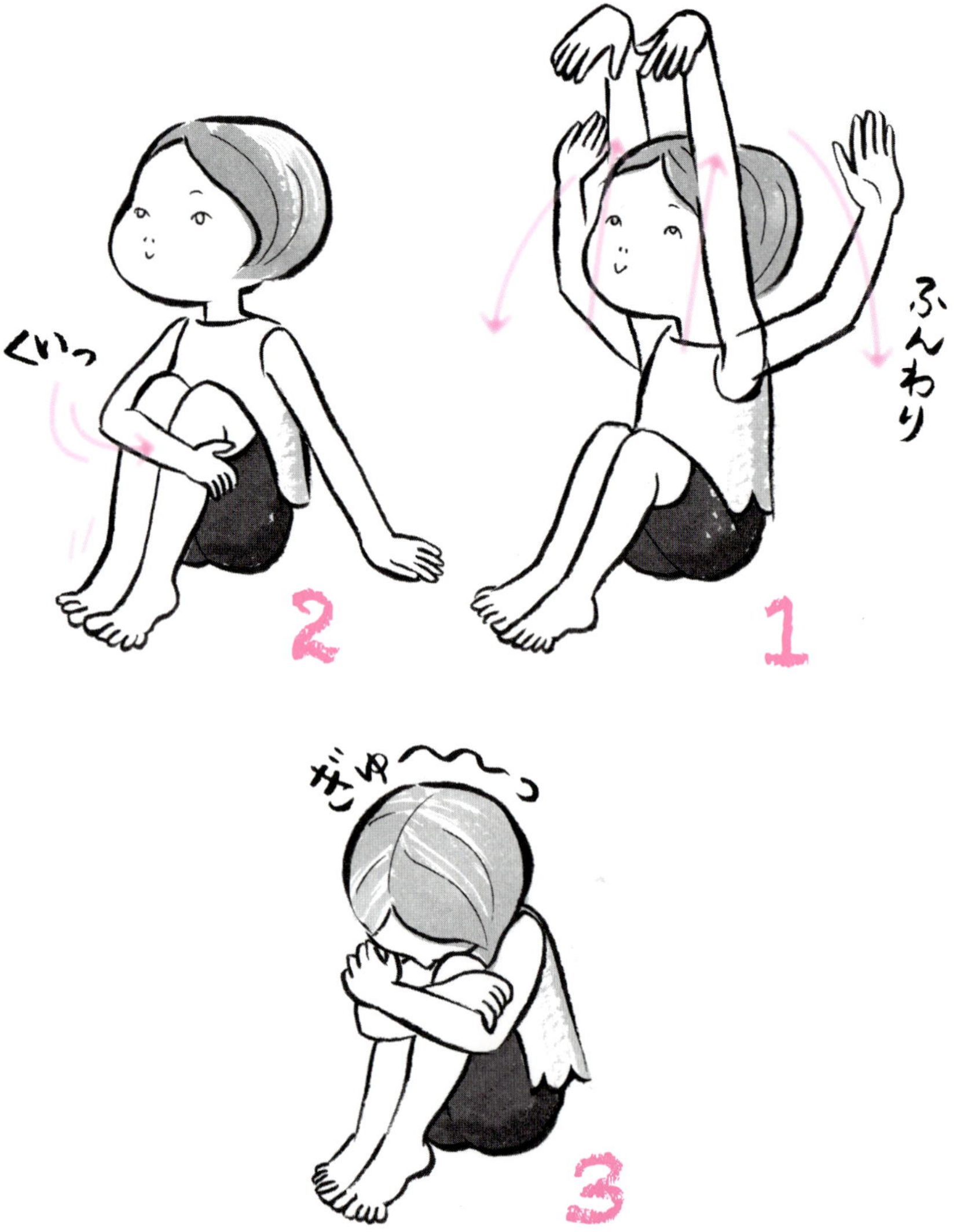

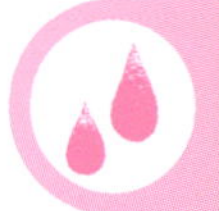

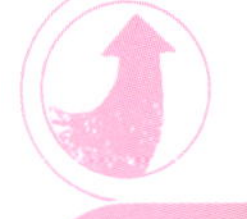

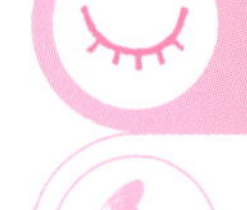

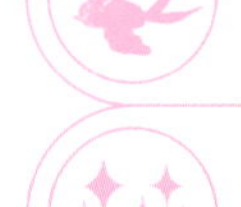

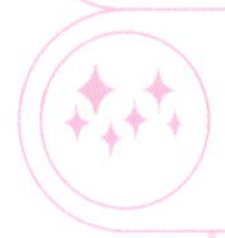

POSE23

足を閉じ両ひざを立てて座り、ゆっくりと両腕を上げてふんわりと開く。そのまま片手ずつ、くいっとひざを抱え、かかとをおしりのほうにぎゅーっと引き寄せる。

両腕を上げてふんわりと開く

腕を上げるときは脱力した状態で。手のひらの向きなど気にせずにゆっくり上げて、ふんわりと開きます。ひざを抱えるのが難しければ、ひざの裏を抱えても大丈夫です。

ぎゅーっと引き寄せる

つま先を下に向け、ひざから一直線のラインができるよう意識します。後ろに転がってしまわないように気をつけていれば、足が床から離れてしまってもだいじょうぶです。仙骨から背骨・頸椎が開いていきます。

お腹まわりの
マッサージ効果のある
このポーズ。同時に
腰がのばされます

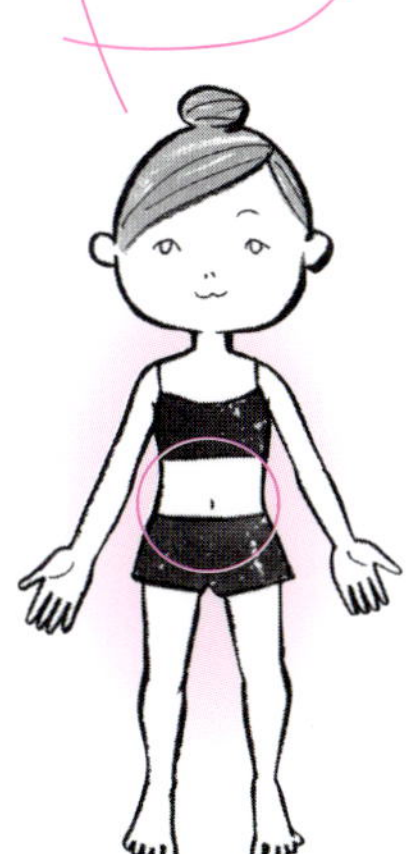

［ POSE 24 ］

上半身ぱたん、ずるずる 座

便秘気味など、内臓系の弱い方はお腹を回す運動をしているのでは？
ゆるぴこヨガは、回さずに胃や腸を整えます。

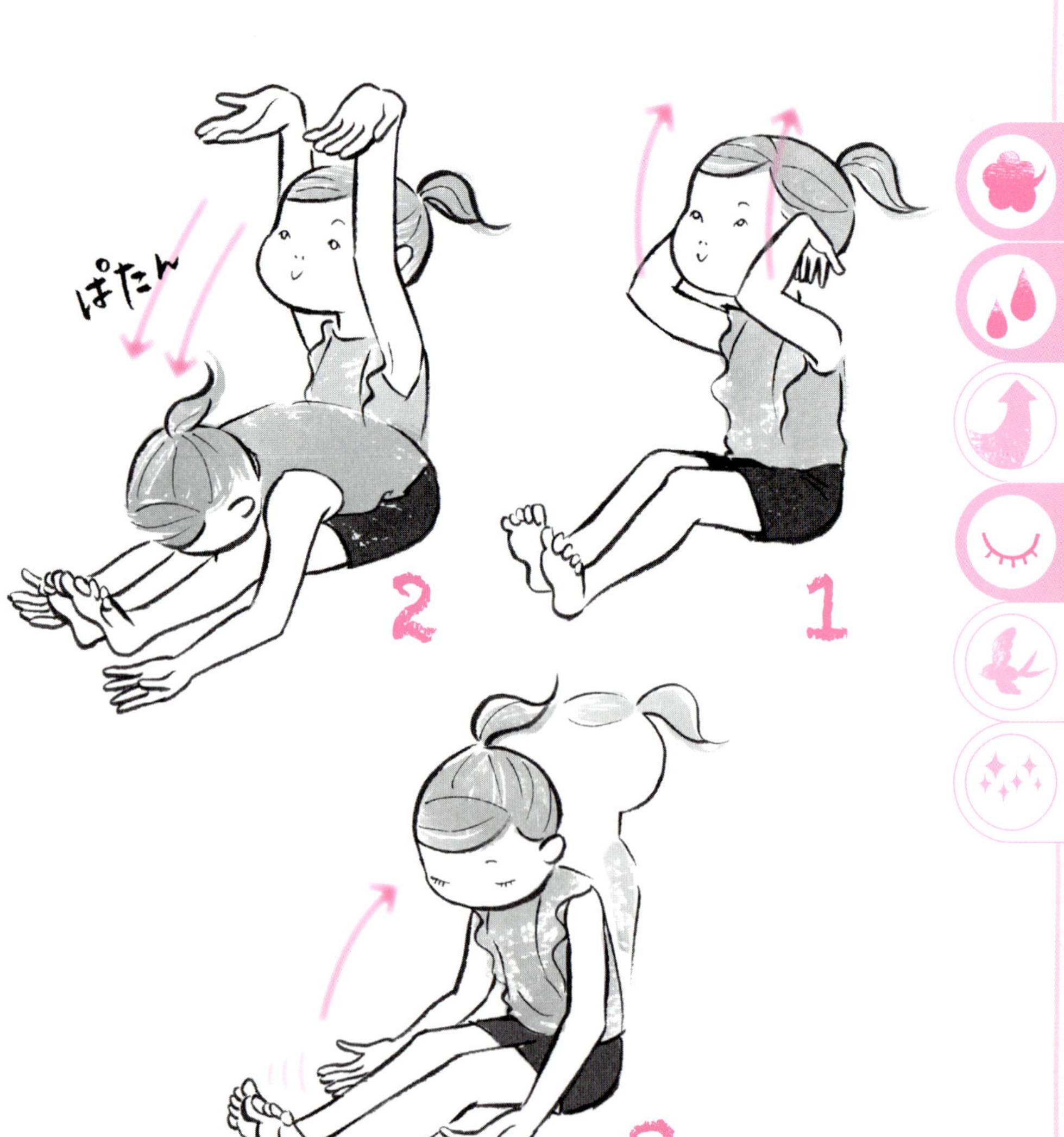

POSE24

ひざをすこし曲げて座り、ひじから腕を上げる。手のひらを上に向けて、そのままぱたんと上半身を倒す。ひと呼吸して、起き上がるときは、手のひらを引きずるようにして、ずるずると上がる。

手のひらを上に向けて

手のひらの向きはとっても大事。手のひらを上に向けて開くことで、両肩が外側に開きます。

ぱたんと上半身を倒す

前屈(ぜんくつ)をしようと思わず、ぱたんと脱力して倒れるのみです。遠くにいく必要はなく、自分が自然にからだを折れる範囲でだいじょうぶ。

ずるずると上がる

起き上がるときは、ゆっくりと背中から引っ張られるイメージで。あごを最後に上げます。

内臓とひざの後ろをゆるめ、腰を開くポーズ。だらんと脱力させてゆるめます

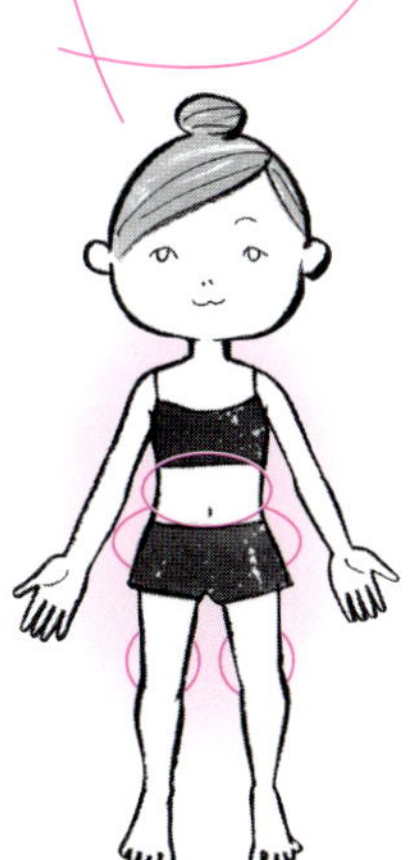

[POSE 25]

おしりくいくい 座

ヨガの中にもある動きを簡素化したポーズがあります。からだが柔らかい人にしかできないような動きを、やさしくかんたんにアレンジしてあります。

左右

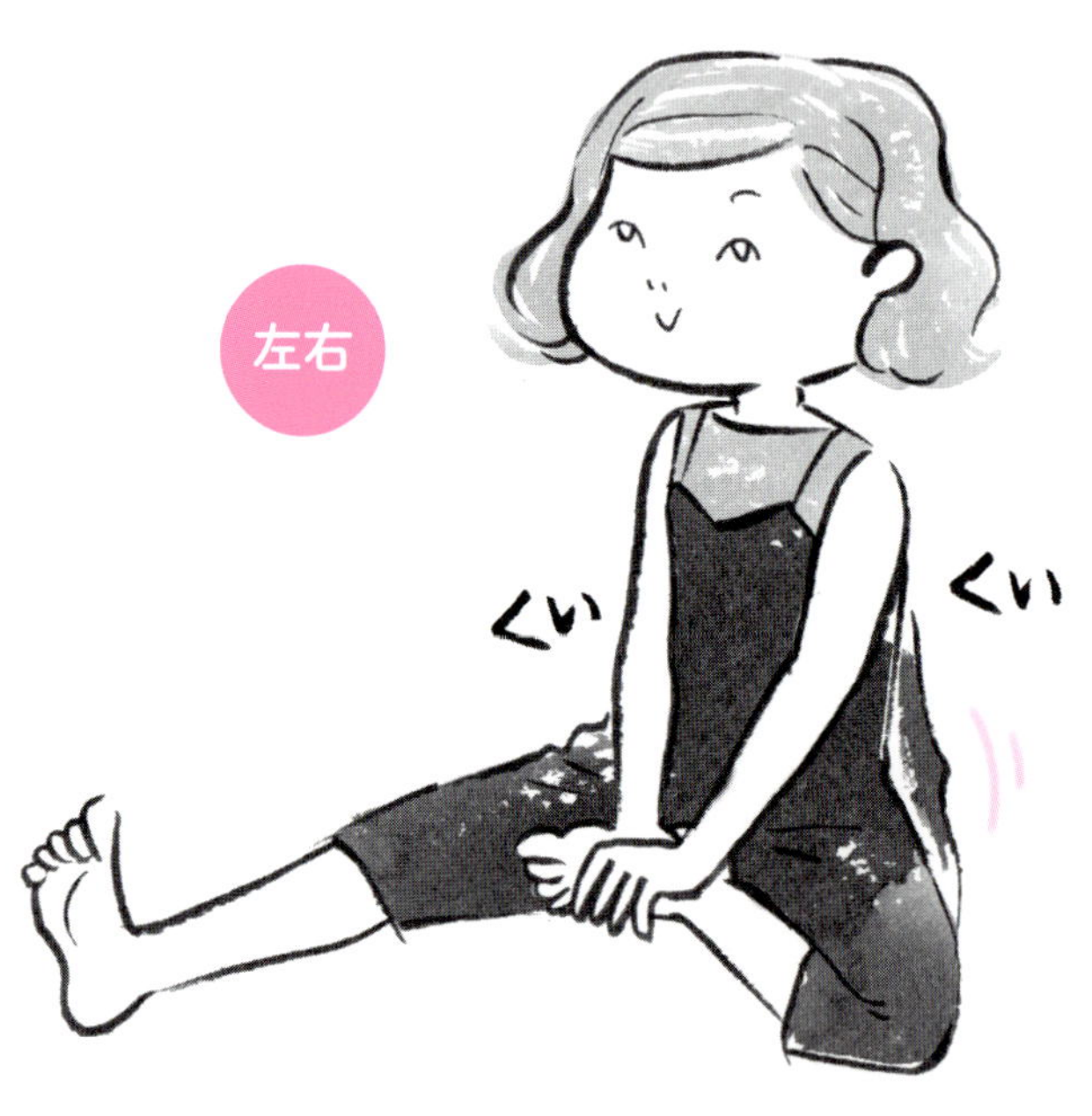

前後

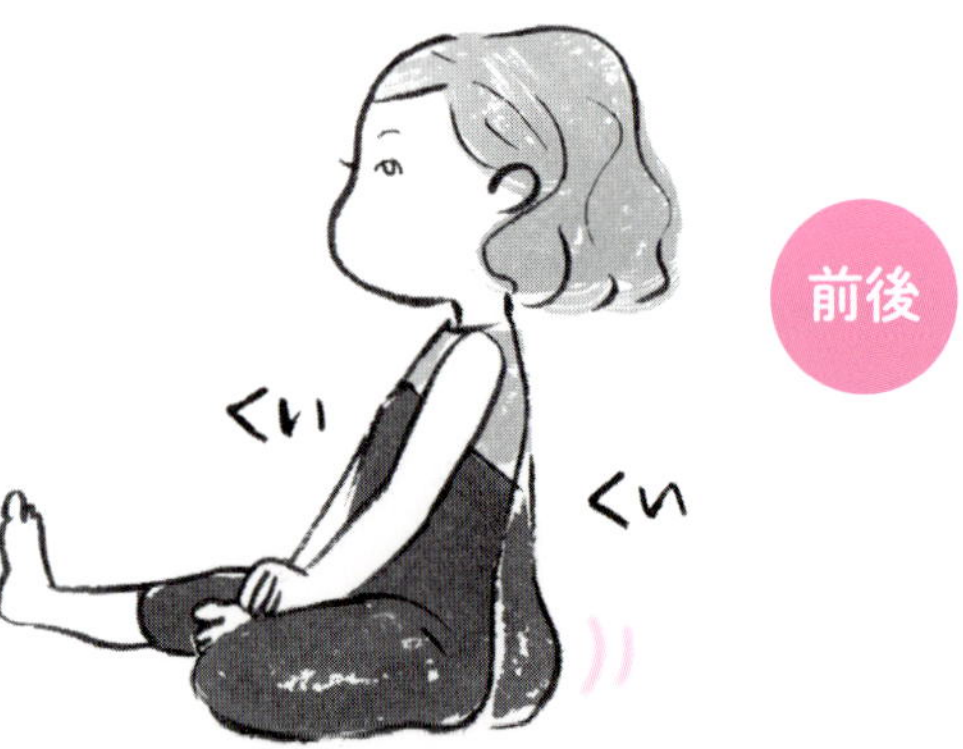

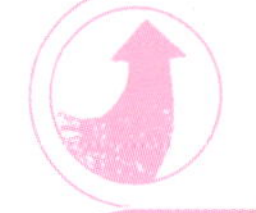
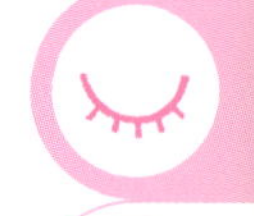
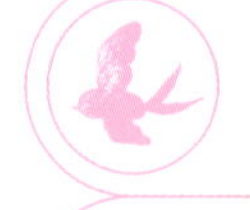
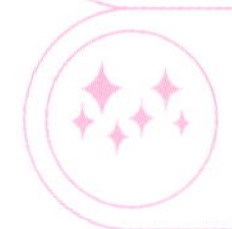

POSE25

右足は斜め前にのばし、左足は内側に折って座る。折り曲げたほうの足のくるぶしに両手をおき、くるぶしを押しながらおしりをくいくいと左右・前後に動かす。反対側も同様に行う。

内側に折って座る

このときに、曲げているほうのひざが浮いてしまう人は、床とひざの間にタオルなどを挟んでみましょう。

おしりをくいくいと左右・前後に

顔は正面を向いたまま、上半身はなるべく動かさずにおしりをくいくいと動かします。「左、右」とおしりを浮かすように左右に動かしたあと、「前、後ろ」と骨盤を立てたり寝かせたりしながら前後に動かします。

骨盤の左右の動き、前傾や後傾で、お腹の外側と内側、両方がゆるみます

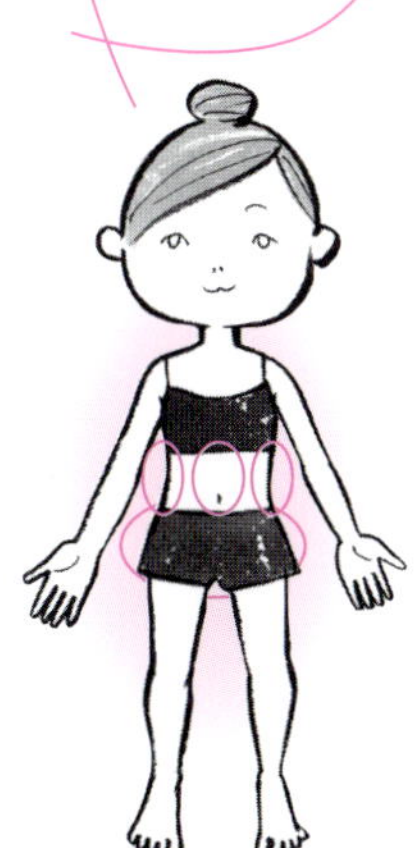

［ POSE 26 ］

片腕、ひじからだらん 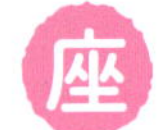

ヨガで難しいとされるのは、からだを大きく折り曲げるポーズ。そこまでしなくても、脇をのばし、上半身をラクにゆるめていくポーズがあります。

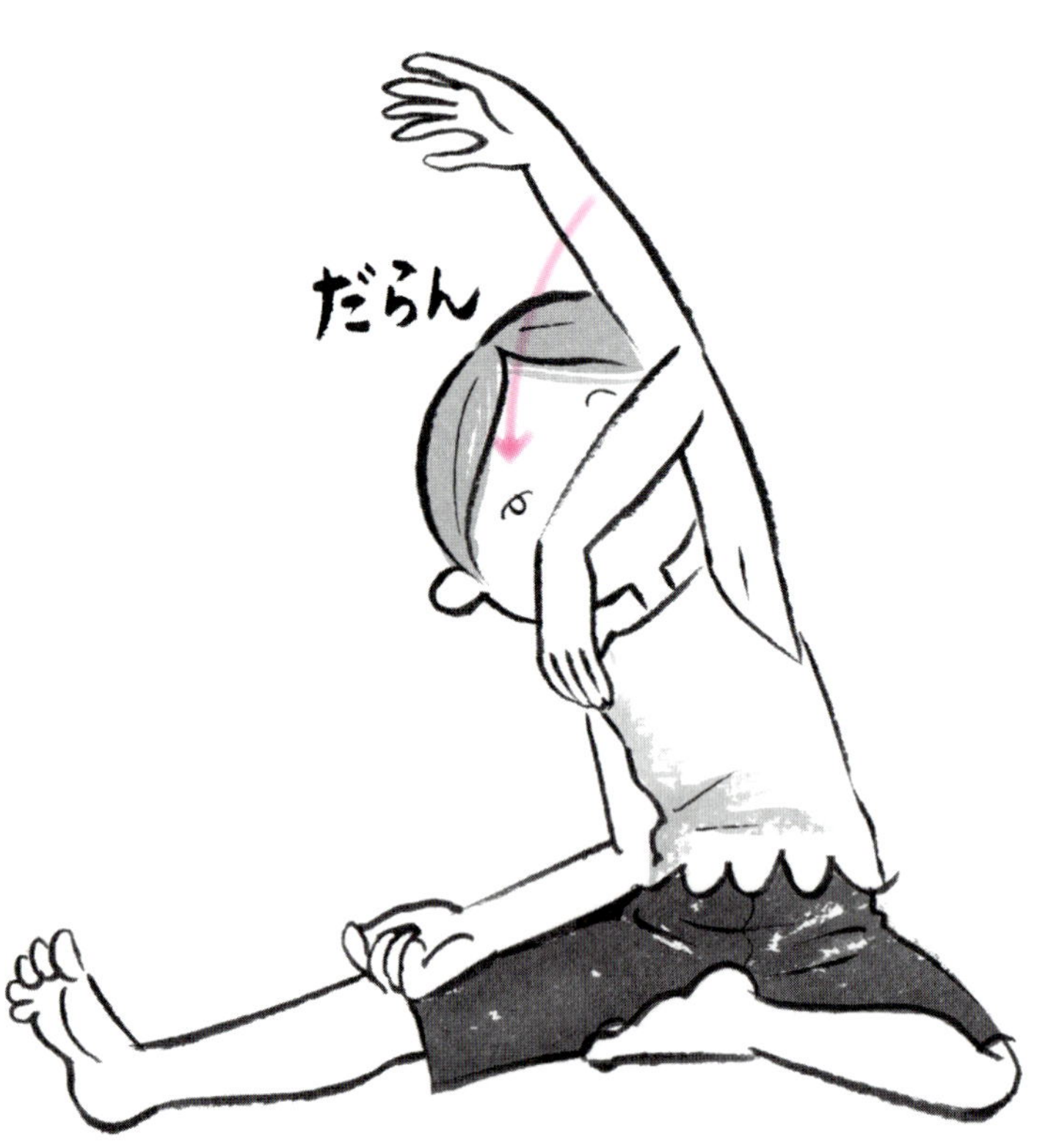

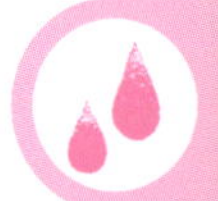

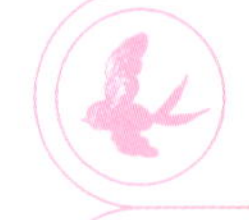
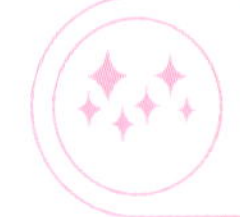

POSE26

右足を斜め前にのばし、左足は内側に折って座る。のばしたほうの足のひざに、手のひらを上に向けてのせる。もう片方の手をひじから上に上げてのばし、ひじから先をだらんと下に下ろす。反対側も同様に行う。

手のひらを上に向けてのせる

ヨガのポーズでは、床まで沈み込んで上半身を大きく折るものがありますが、そこまでしなくてだいじょうぶ。力を抜いた状態で、最小限の動きで行います。

ひじから上に上げて

肩が上がってしまわないよう、腕を上げるときはいつもひじから上げることを意識しましょう。

ひじから先をだらんと下に下ろす

腕をのばそうと思うと不要な力が加わってしまいます。脇が気持ちよく開いたら、ひじから下を脱力させて下に下ろします。このとき、手は口元あたりに下りてきます。

脇を開くことで、上半身、とくにお腹まわりがほぐれていきます

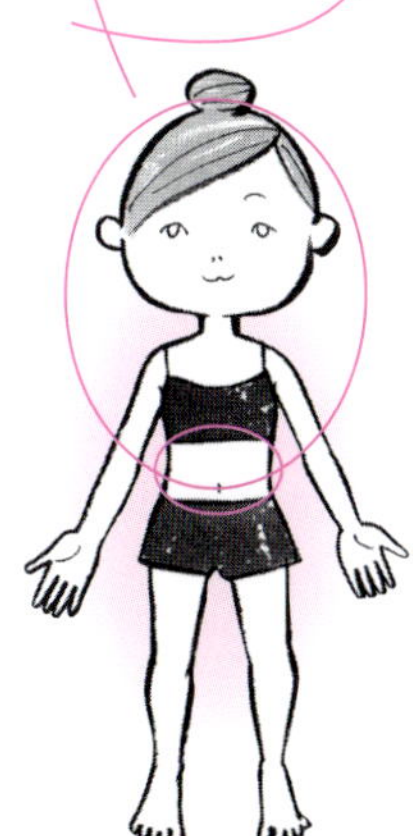

［ POSE 27 ］

両手を出して、はいどうぞ 安

大きく深呼吸すると、気持ちがいいですよね。胸を開いてゆるめるポーズはいくつかありますが、こちらもかんたんにできるものです。

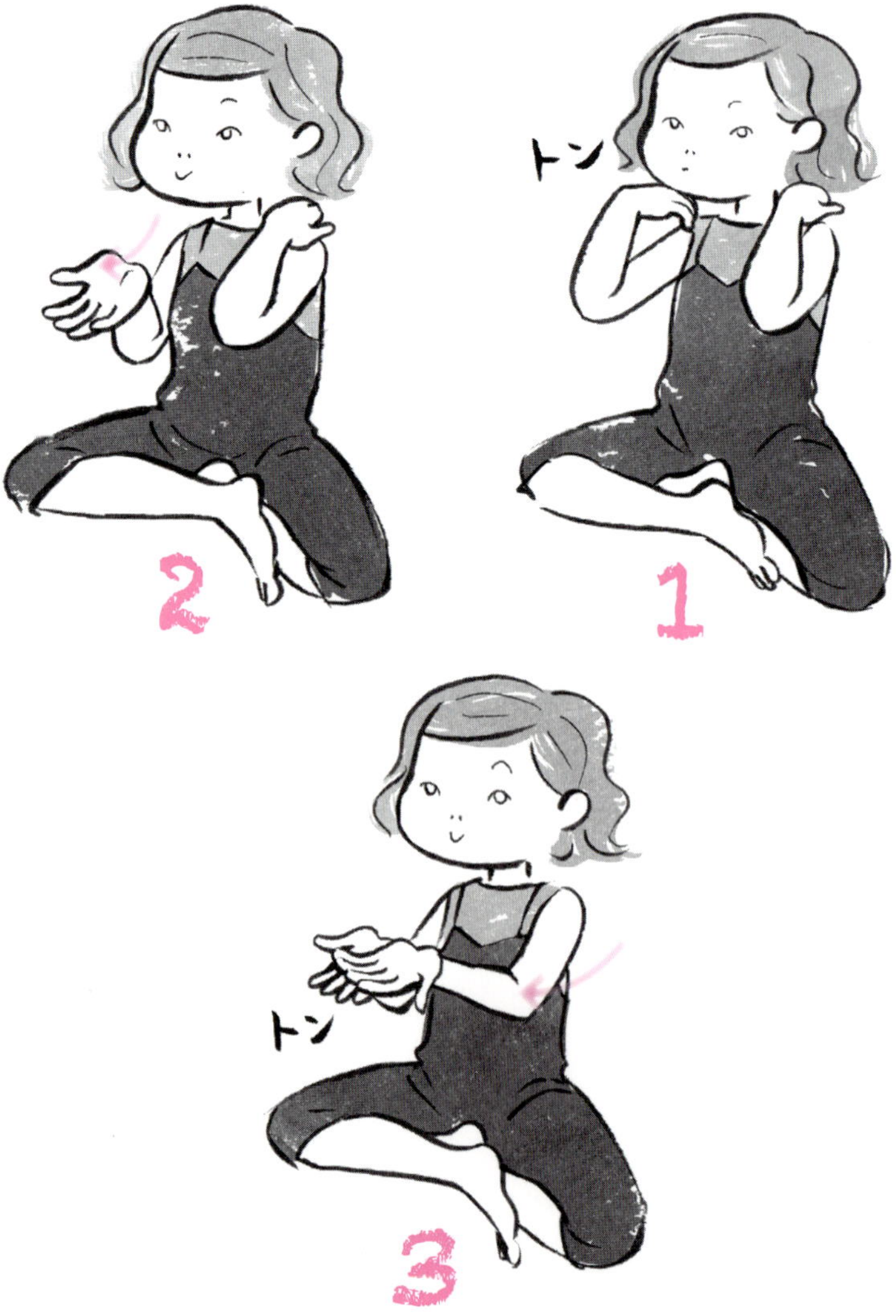

トン

1

2

トン

3

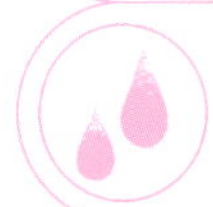
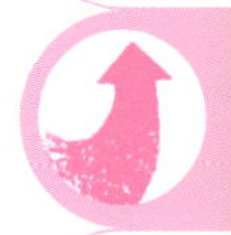
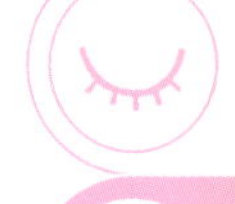

POSE27

安楽座で座り、両肩に中指をトンとおく。片方の手を、胸の前に「どうぞ」と出す。もう片方の手も、上にトンと重ねる。数回繰り返す。

両肩に中指をトンとおく

肩甲骨をかるく動かしていくために、最初はこのポーズからスタートします。

胸の前に「どうぞ」と出す

ひじはのばしきらずに、胸の前にゆっくりと手を出します。手のひらは上に向け、「どうぞ」や「ちょうだい」のポーズになります。

手のひらを上に向けてトントンと重ねるだけで、胸がスッと開いてきます

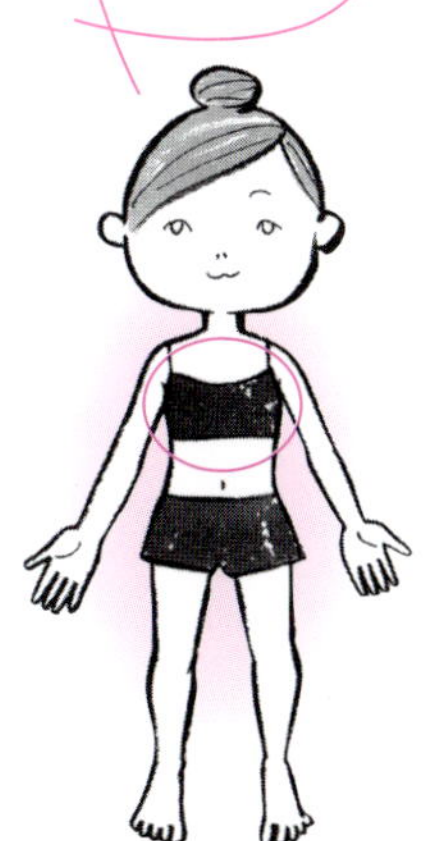

［ POSE 28 ］

胸＆肩開き 安

こちらも深呼吸をしているのと同じような効果のあるリラックスポーズ。
数回繰り返すことで、胸が開いて呼吸がラクになってきます。

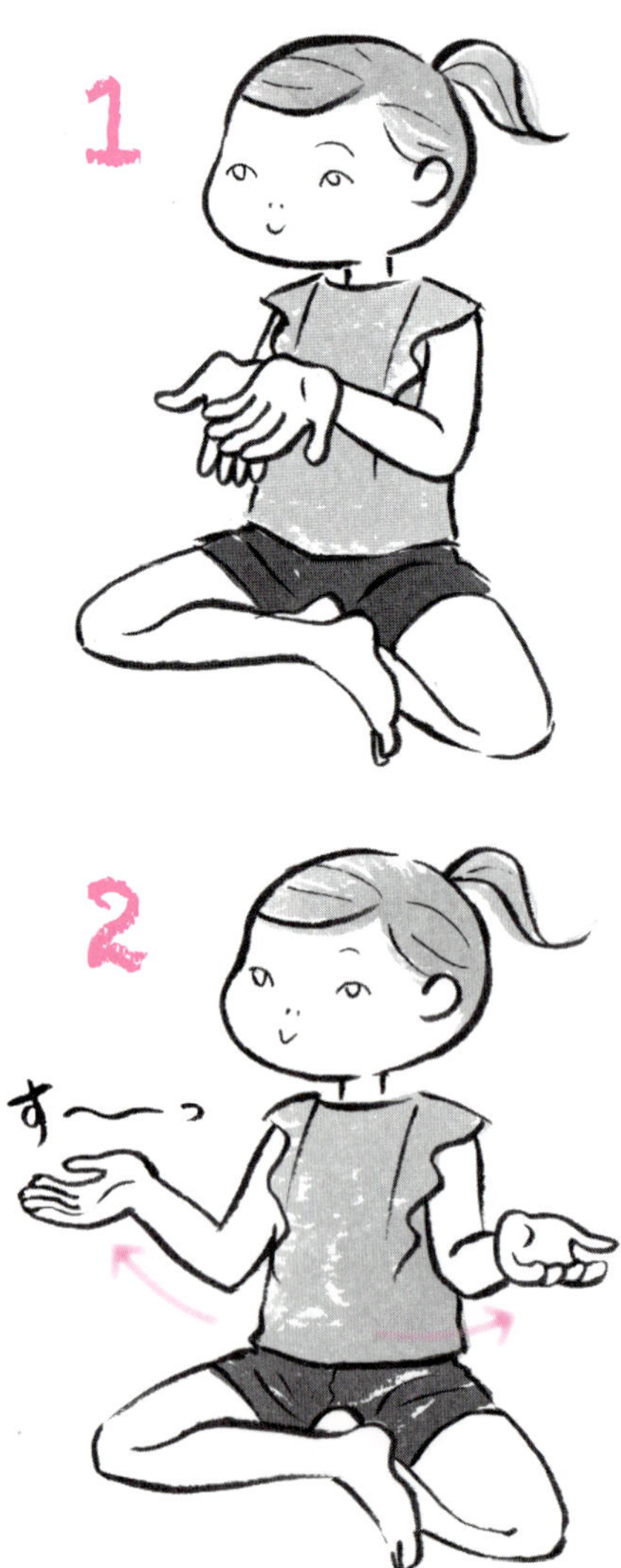

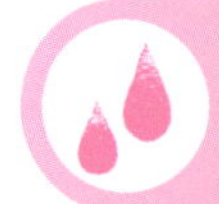

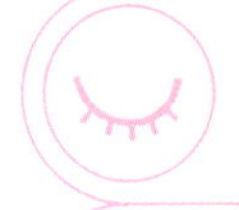
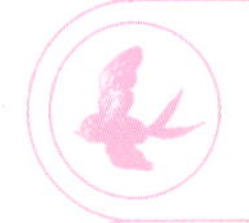
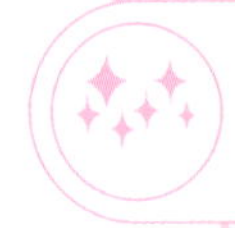

POSE28

安楽座で座り、胸の前に両手を「どうぞ」のポーズで重ねる。そのまま水平にすーっと手のひらを広げていく。ひじはかるく曲げたまま、胸の横まで両手を広げる。数回繰り返す。

水平にすーっと手のひらを広げて

手のひらを上に向けることで、両肩が外側に開いている状態になります。そのまま、左右にゆっくり、すーっと開いていきます。

胸の横まで両手を広げる

ひじはのばしきらず、かるく曲げたままで大丈夫です。肩甲骨が少し寄ったのがわかるくらい、かるめに広げます。広げたら手を胸の前に戻し、数回同じ動きを繰り返します。

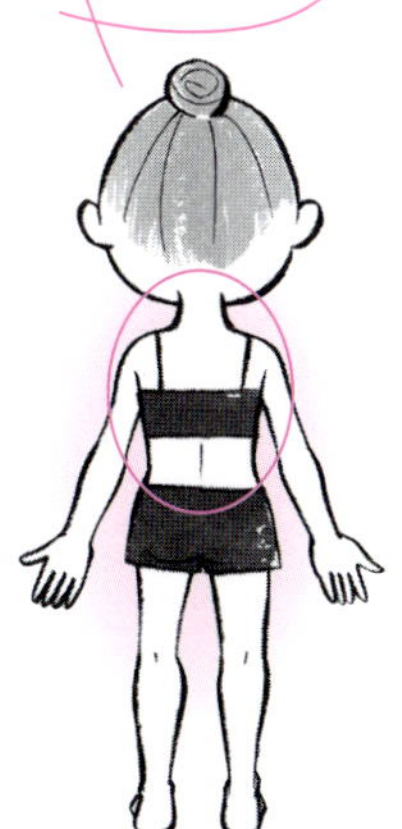

肩甲骨もかるく動くことで、背中の張りもとれ、上半身がラクになります

［ POSE 29 ］

ウエストくるり 安

ウエストまわりの運動は、ストレッチやエクササイズでもよく行われています。
スライドさせるように動くだけで、上半身がゆるんで体型維持にもつながります。

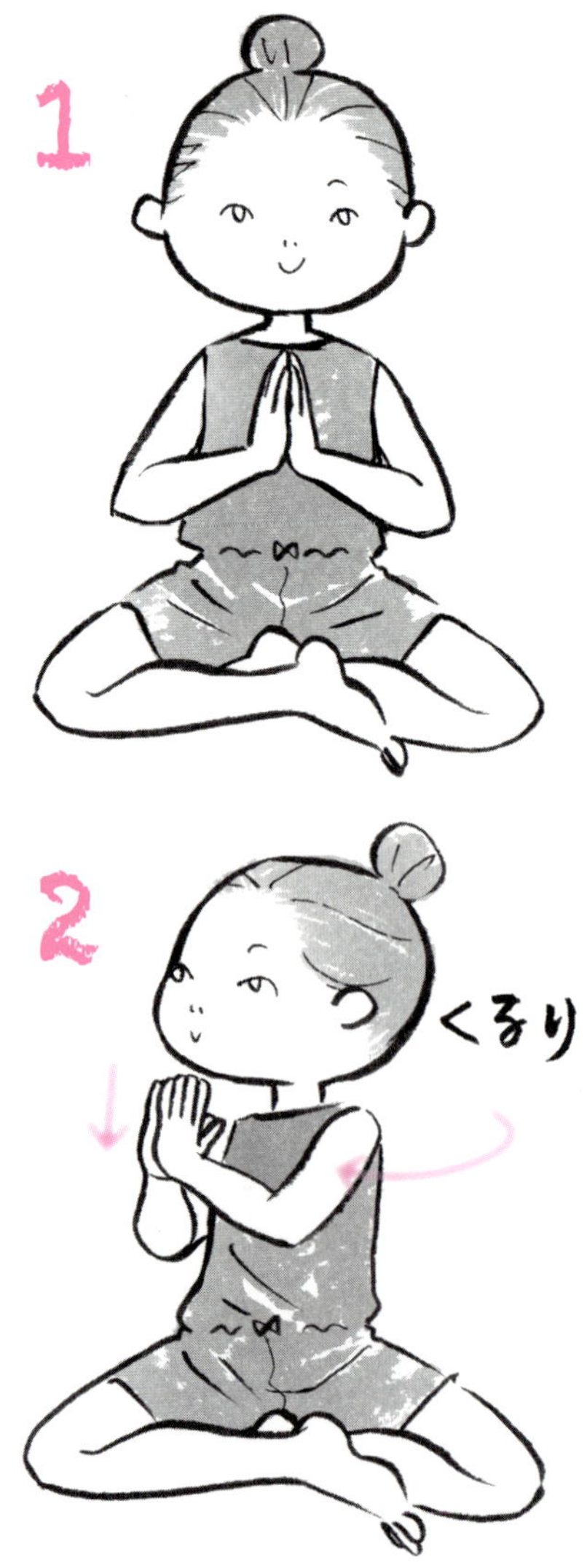

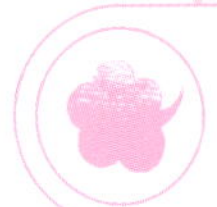
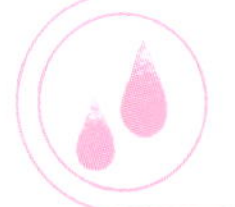

POSE29

安楽座で座り、胸の前で合掌する。そのまま右向きに横までくるりと上半身を回す。このとき、回る方向のひじを脇腹にかるくつけるようにする。反対側も同様に行い、数回繰り返す。

右向きに横までくるりと上半身を回す

からだをねじるのではなく横にスライドしながら回るイメージで行います。

ひじを脇腹にかるくつける

ひじを脇腹につけるようにして回ると、上半身が回る方向にすこし傾きます。こうすると、水平に動くよりもラクに、腰に負担をかけずに体をひねることができます。

腰をかるく左右に
スライドさせるだけで、
ウエストから
上半身がゆるみます

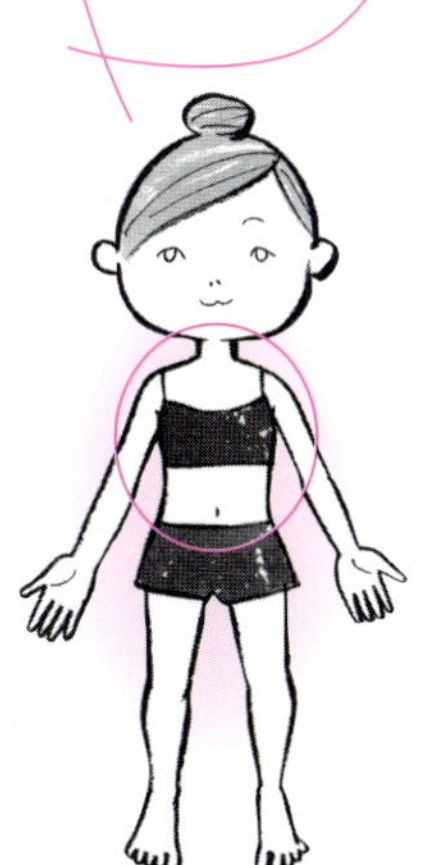

［ POSE 30 ］

寝たままごろごろ 寝

超かんたんなのに、実はすごいポーズ！　股関節や背骨がゆるみ、内臓が活発に。
ひざも柔らかくなるので、転がるだけで全身が元気になるのです。

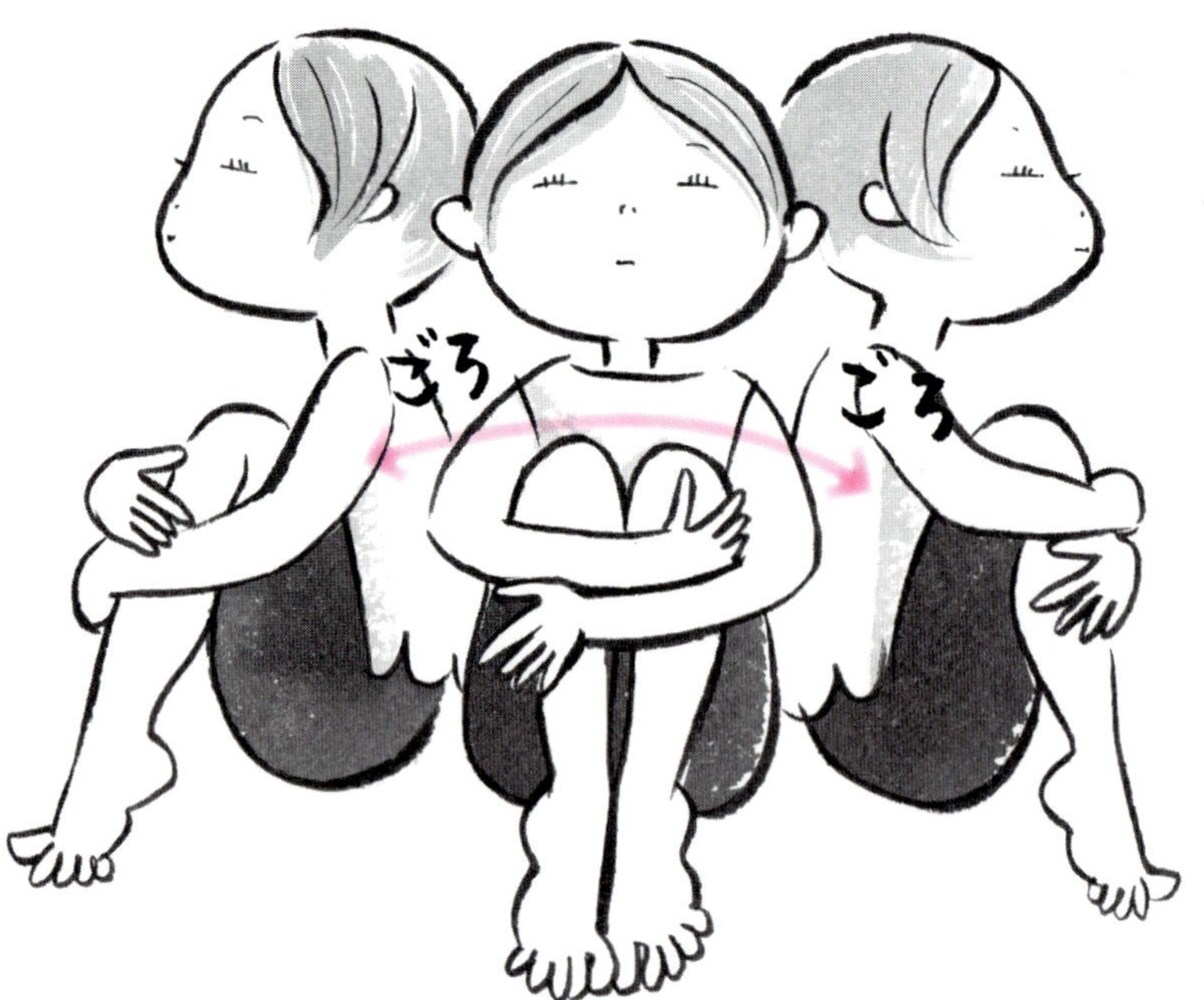

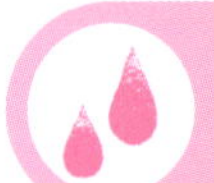

仰向けに寝ているのを俯瞰（ふかん）で描いたイラストです

POSE 30

仰向けに寝っころがり、両ひざを抱えて、左右にごろごろと揺れる。数回繰り返す。

両ひざを抱えて

ひざが上がってお腹が刺激されます。抱えるポーズが難しい方は、ひざの後ろに手をおいた状態でもだいじょうぶです。

ごろごろと揺れる

大きく動こうとせず、自然な動きにまかせて振り子のように左右に揺れます。腰の骨、背中の骨がほぐれていくのを感じましょう。

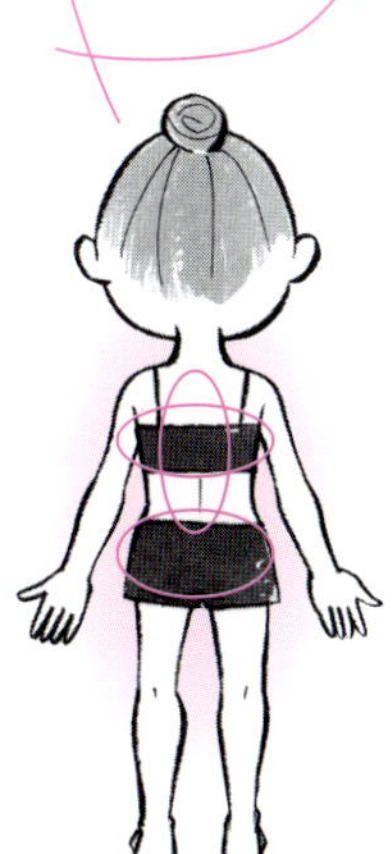

［ POSE 31 ］

寝たまま片足上げ 寝

ゆるぴこヨガは、気合を入れずにリラックスした状態で行うもの。
寝たままでも、おしりが引き上がり、お腹のなかの浄化が感じられるはずです。

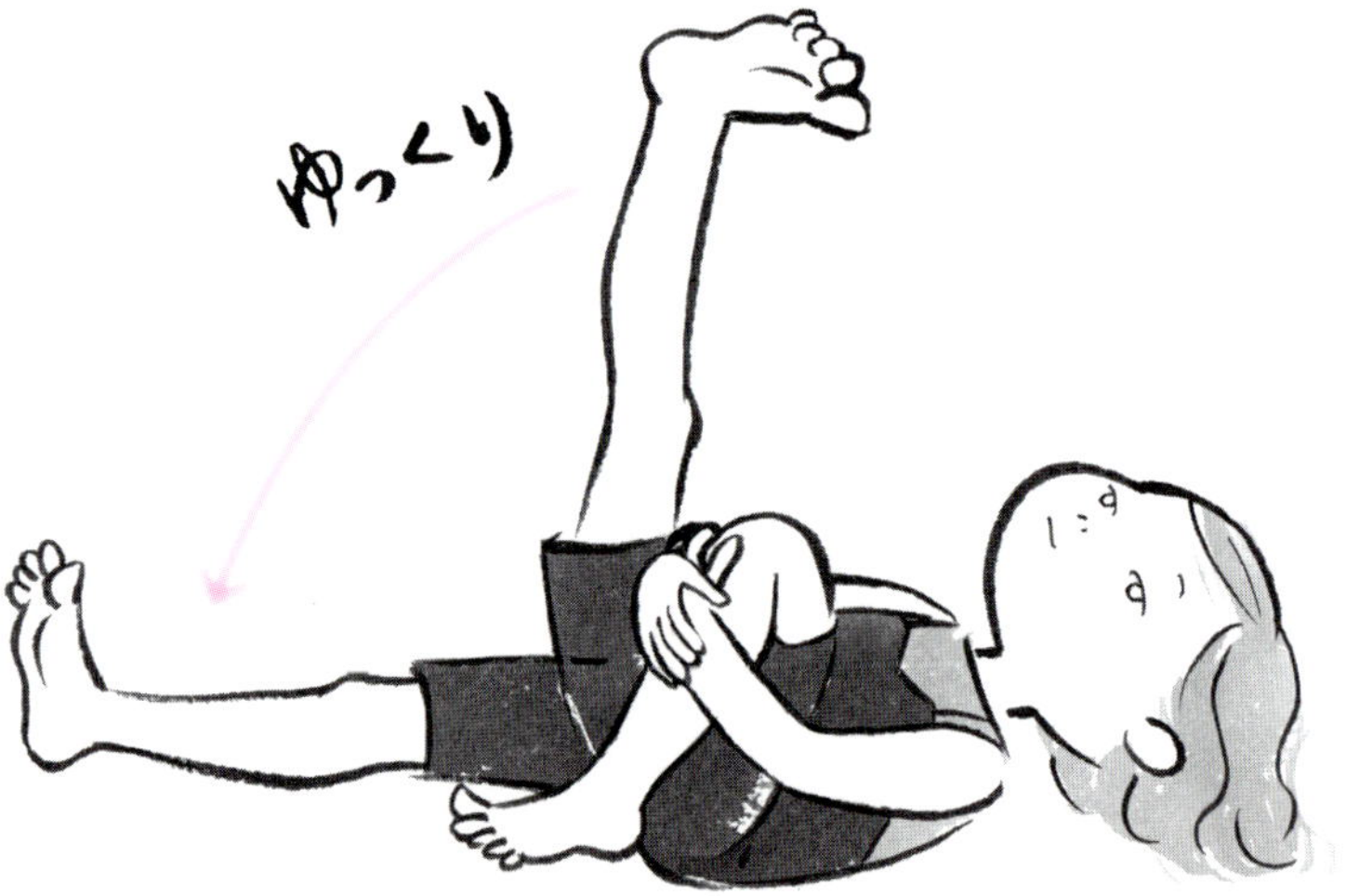

ゆっくり

1

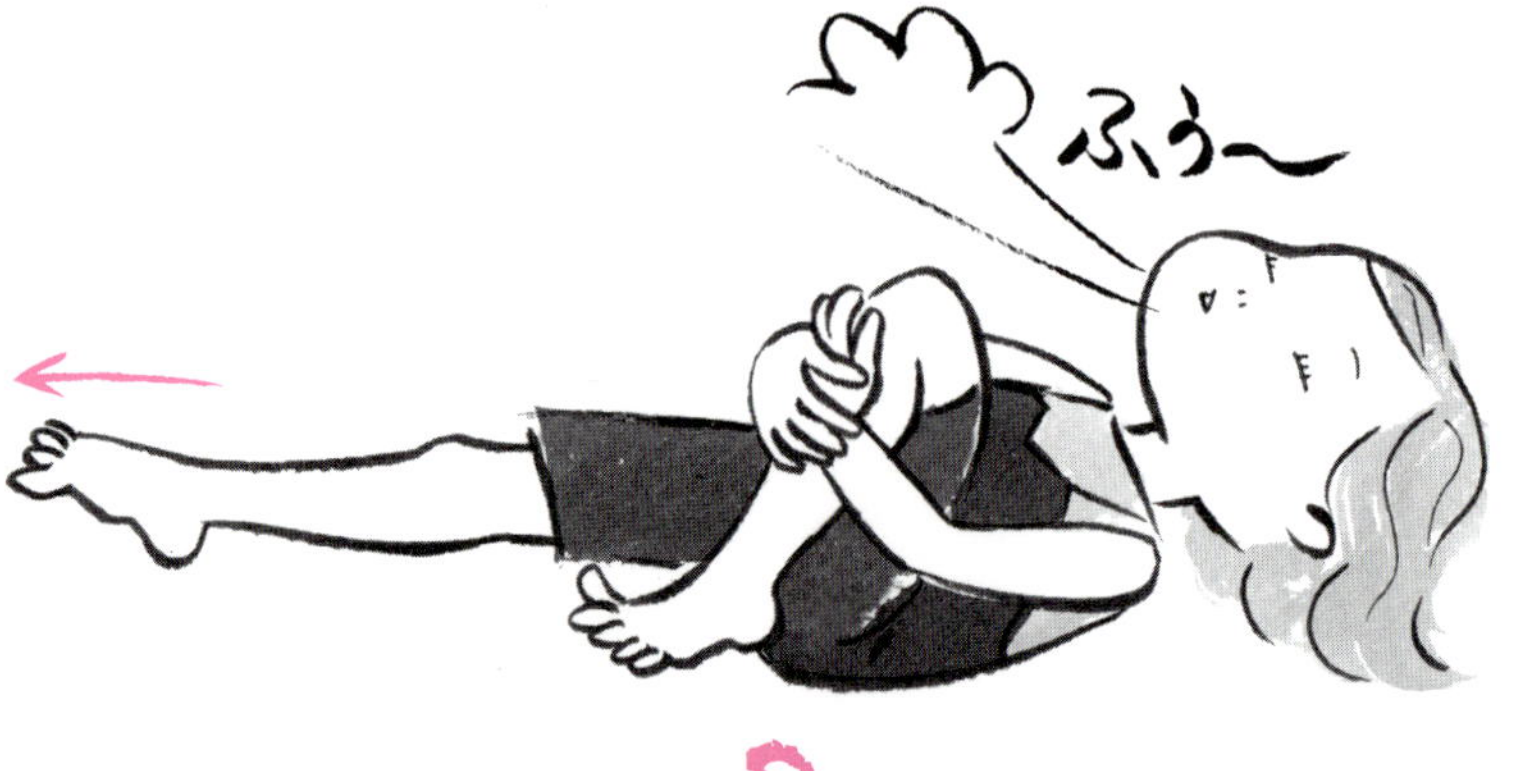

ふう〜

2

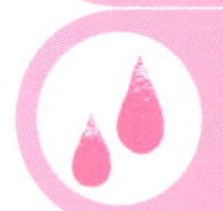
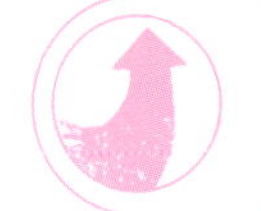

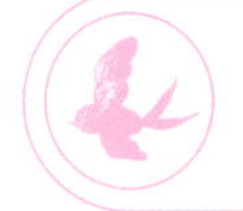
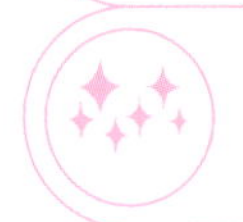

POSE31

仰向けに寝っころがり、片方のひざだけを抱えて、もう片方の足を、足裏を天井に向けるようにゆっくり上げ、すーっと足を下ろす。ふうーと息を吐きながら、下ろした足のつま先をのばす。反対側も同様に行う。

片方のひざだけを抱えて
片方のひざを両手で抱え込み、かかととおしりに引き寄せます。

足裏を天井に向けるように
足裏に意識を向けることで、ひざの裏からおしりにかけてが引き上がります。

下ろした足のつま先をのばす
上げていたかかとを下ろし、つま先を床に向けてのばすことで、左右の足が引き離されます。これに連動して、股関節がゆるむのです。

骨盤や股関節がゆるみ、お腹のなかが浄化されます。生理痛にも効果的

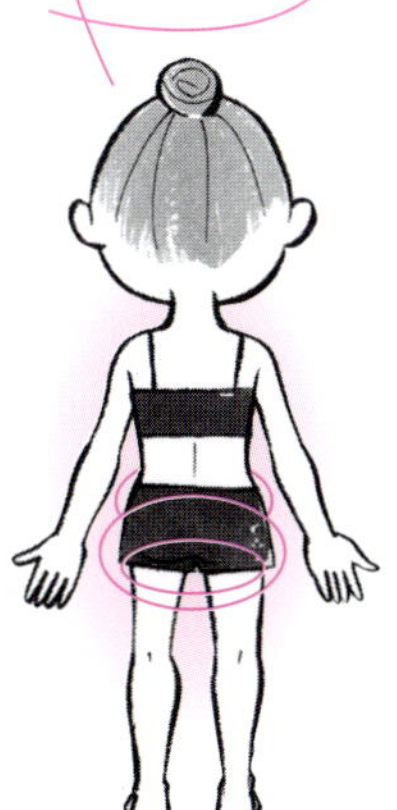

[POSE 32]

寝たままバンザイ 寝

自分のからだの重さを使って、力をかけることなく股関節と骨盤をゆるめます。
誰にでも無理なくできる動きで、動かしにくい肋骨をゆるめていきます。

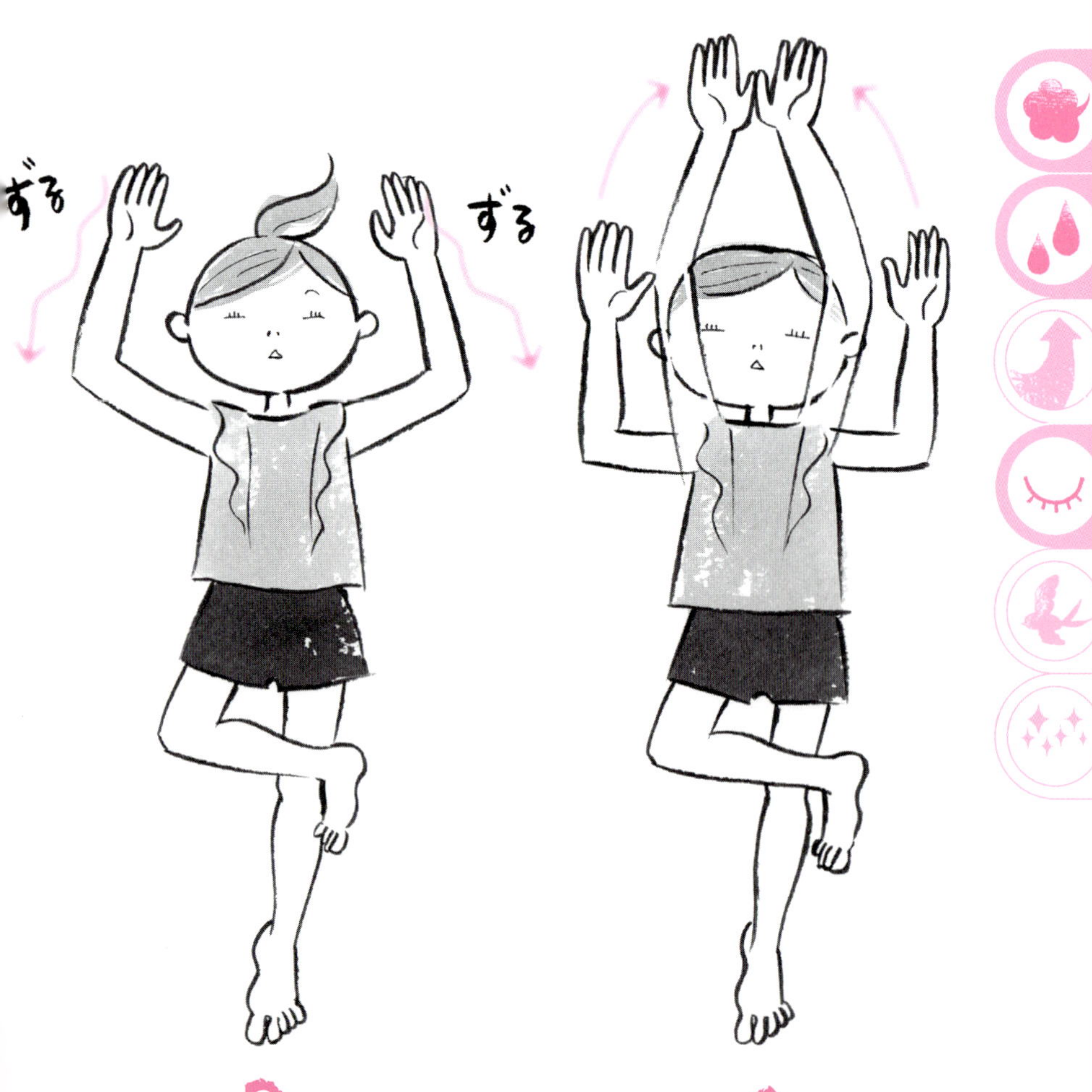

POSE32

仰向けに寝て、片足を、もう片方のももの上にのせる。両手を、ひじを直角に曲げた状態から指が床をこするように上げ、バンザイのポーズをする。また、床をするように両腕を下げる。反対側の足も同様に行う。

片足を、もう片方のももの上に

わかりやすく言うと、「シェー」のポーズです。足をのせてだらーんとするだけで、股関節を自分の体重でゆるめることができます。難しい方は、足をももの脇において おく状態でもだいじょうぶです。

指が床をこするように上げバンザイのポーズ

どうしたらラクに肩甲骨や肋骨をゆるめることができるのか考えた結果、生み出されたこのポーズ。床をすって動かすことで、無理なく誰でも一定の動きができるようになります。腕を下ろすときは親指をクロスさせて一度力を抜き、一息吐いて下ろしていきます。

股関節、胸、肋骨、
肩甲骨、上半身と
下半身が幅広くゆるむ
お得なポーズ

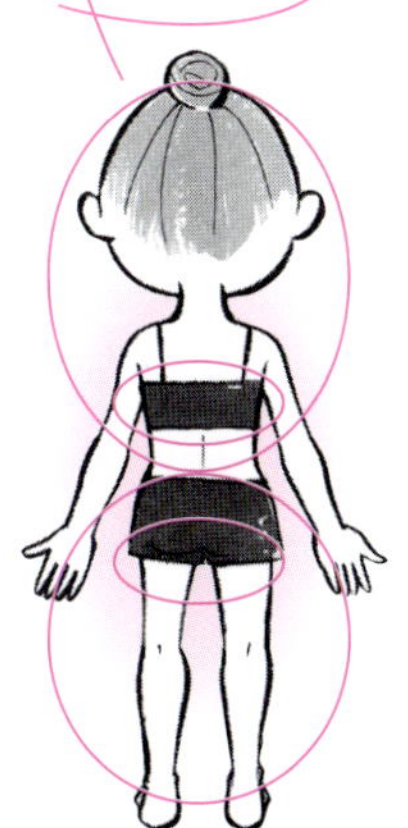

［ POSE 33 ］

すとんと、幽体離脱(ゆうたいりだつ) 寝

ゆっくりした動きから、すっと力を抜くことで、からだをゆるめることができます。からだを落とした振動によって胸をほぐし、気分がリフレッシュします。

POINT 息を吸う

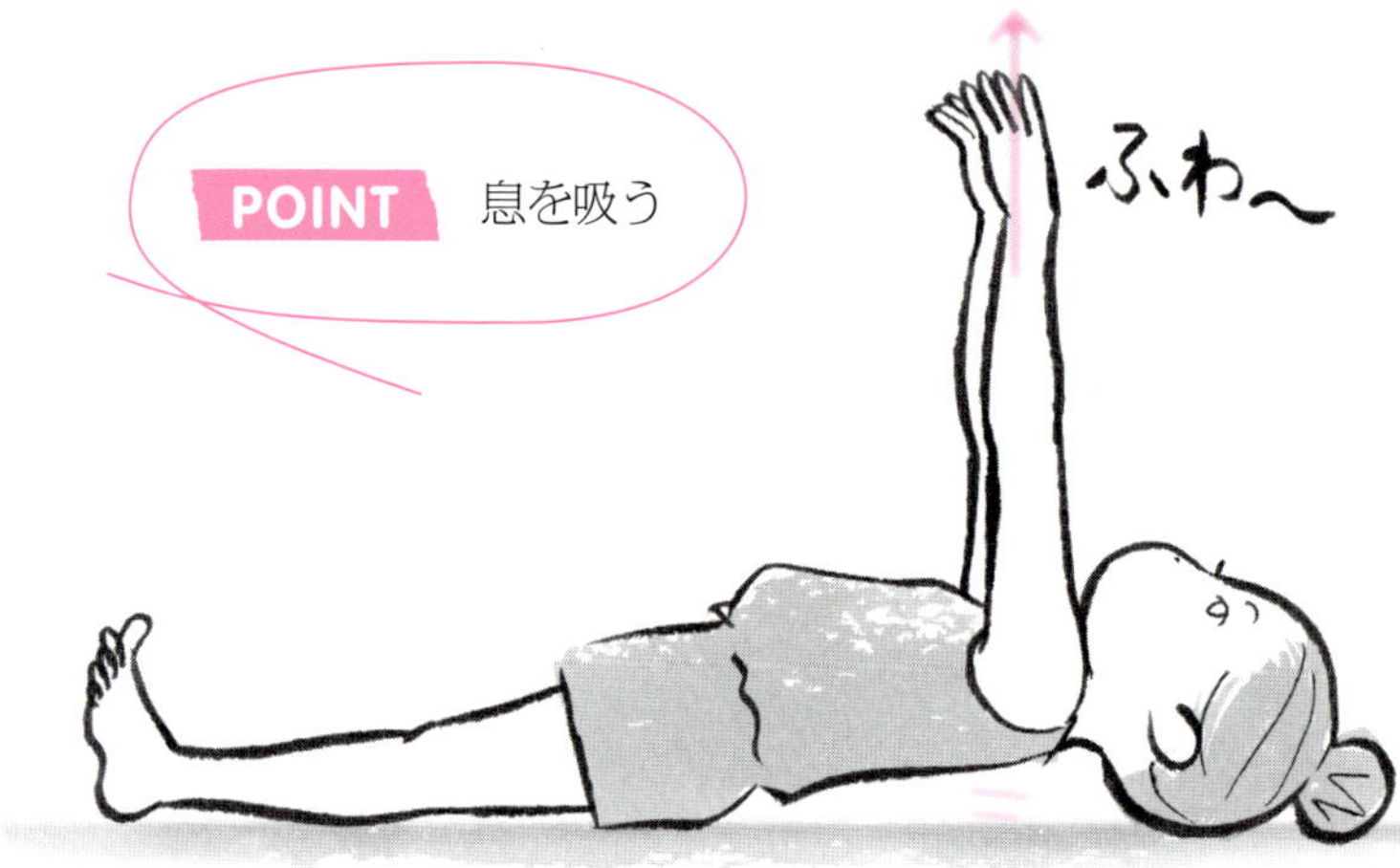

ふわ〜

1

POINT ふっと息を吐く

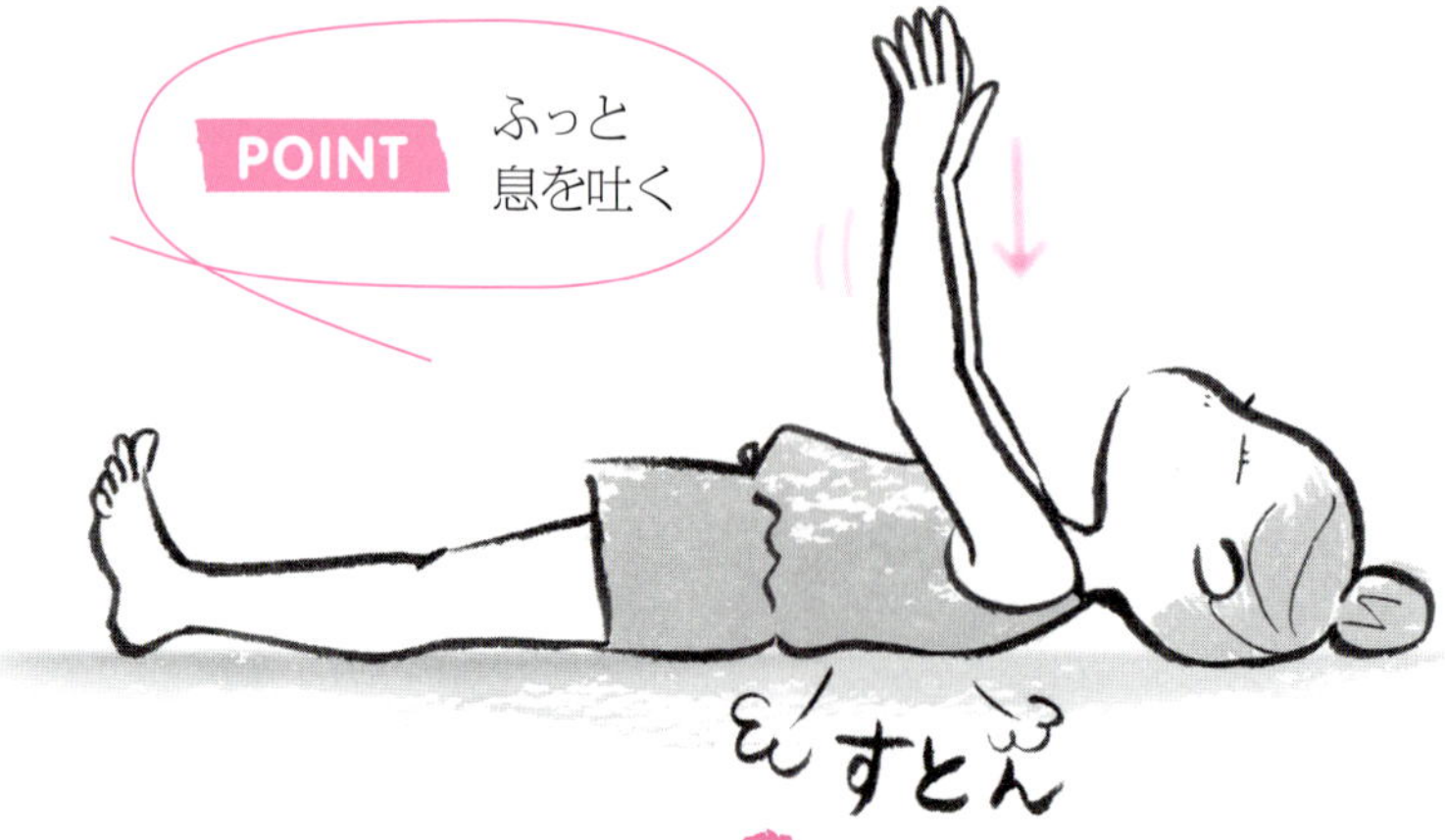

すとん

2

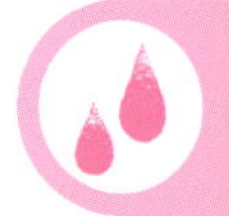
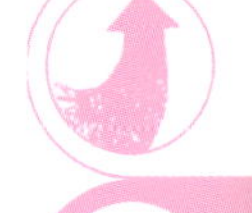

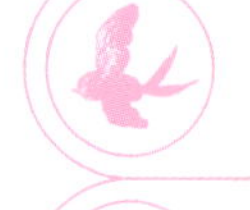

POSE 33

仰向けに寝て、両腕を上に上げる。何かに引っ張られるように、ふわ〜っと上半身を上げる。腕を上に上げたまま、すとん、と脱力してからだだけ床に落とす。数回繰り返す。

ふわ〜っと上半身を上げる

ほんのすこし肩をもち上げるだけで、ふわっとからだを浮かせることができます。つむじが床につくくらい、大きくからだを反って(そ)しまわないようにしましょう。

すとん、と脱力して

すとんとからだを落とすことで、からだに振動が伝わり、背中がゆるみ、胸が振動によってほぐされます。腕を下ろすときは、ひじからゆっくりと下ろしましょう。

背中がゆるみ、
かるい振動で
気持ちよく胸が
開いていきます

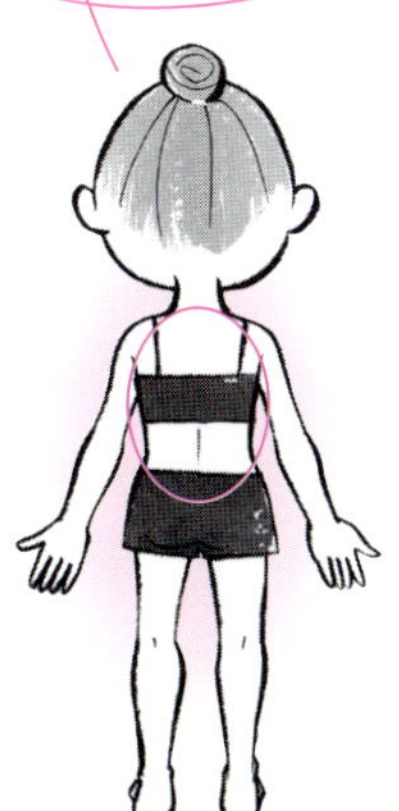

［ POSE 34 ］

寝たままぶるぶる 寝

大きく激しい動きは、からだを痛める原因になります。しかし、小さく細かく揺れて刺激を与えるこのポーズは、全身の細胞の浄化につながります。

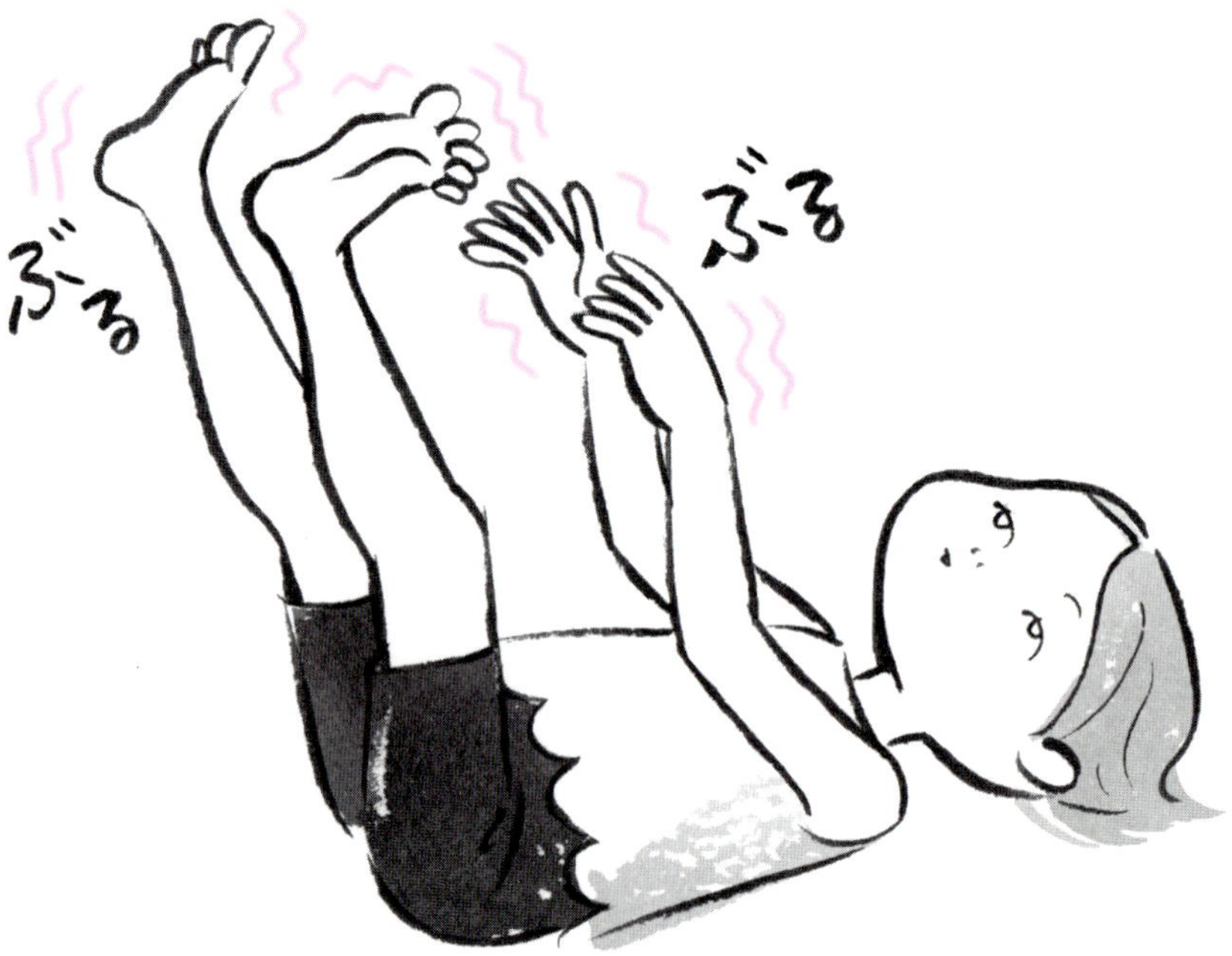

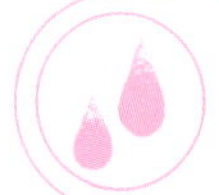

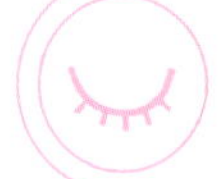

POSE 34

仰向けに寝て、両手・両足を上に上げる。そのまま手足と足首だけをぶるぶると細かく振る。

両手・両足を上に上げる

上に向かってのばすのではなく、自然に上げます。ひじやひざはかるく曲がっていてだいじょうぶ。無理のない姿勢がベストです。

ぶるぶると細かく

大きく振るのではなく、小さく細かく振ります。動きながら声を出すとわかりますが、大きく振っている状態では、声は震えません。しかし、小さく振れば振るほど声帯が震え、全身に振動が伝わっているのがわかります。痙攣(けいれん)が起きているイメージです。

つま先からひざ、
股関節、お腹を通って、
声帯まで揺らし、
ほぐしていきます

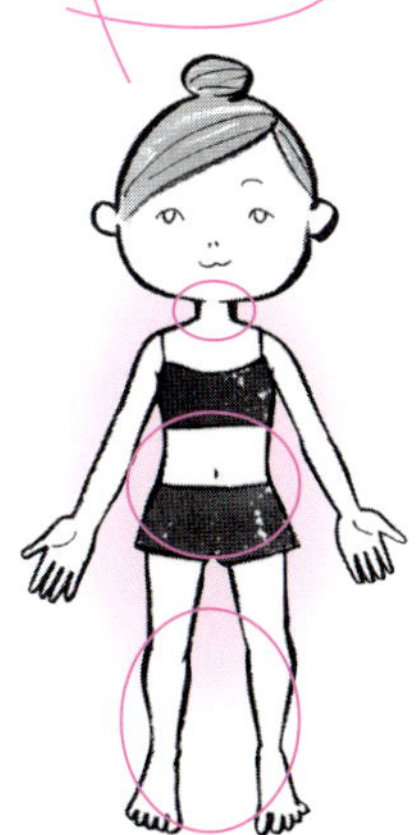

[POSE 35]

おしりでゆらゆらころん 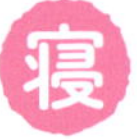

腰痛持ちの方におすすめの、腰が究極に気持ちよくなるポーズです。
最初はかるい動きから。小さな動きを繰り返すことで、可動域が広がっていきます。

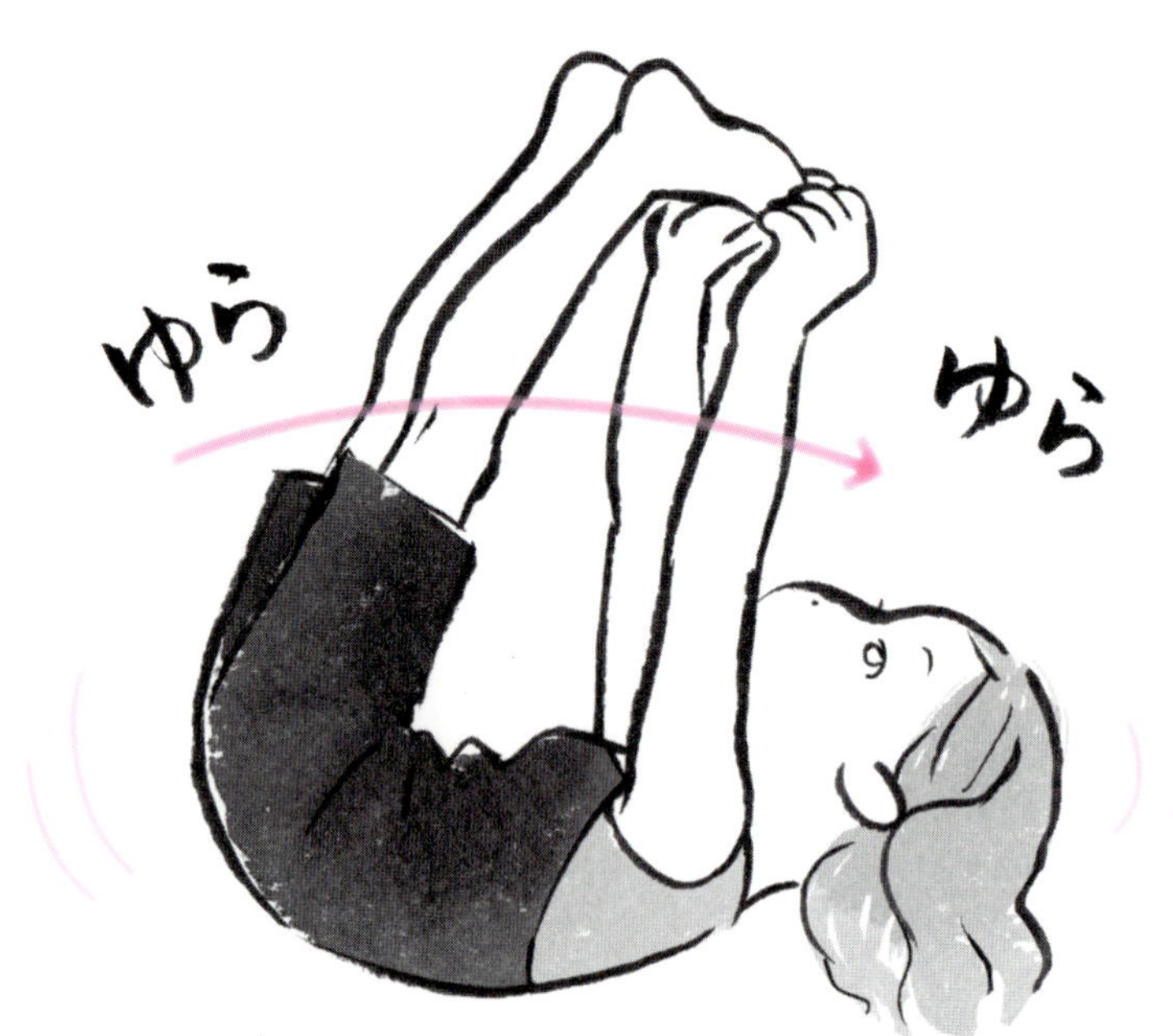

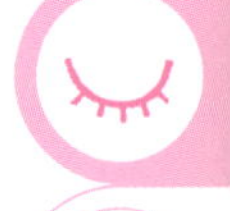

POSE35

仰向けに寝て、両足を上げてつま先を両手の指先でもつ。上におしりを上げて、ゆらゆらころころと揺れる。

つま先を指先でもつ

つま先をもつのが難しい場合は、ひざやももの裏を両手で抱えるようにして動いてもだいじょうぶ。ひざは曲げた状態でも。

おしりを上げて、ゆらゆらころころ

おしりを上げて動いていきます。このとき、手でもったつま先を頭の上まで大きく動かせる人は動かして。最初はかるくおしりを上げるだけでも、腰がゆるみ、腰まわりがラクになります。揺れていくうちに、動ける範囲が広がってくるはずです。

腰を究極にほぐすポーズ。
とにかく気持ちがよく、リラックスできます

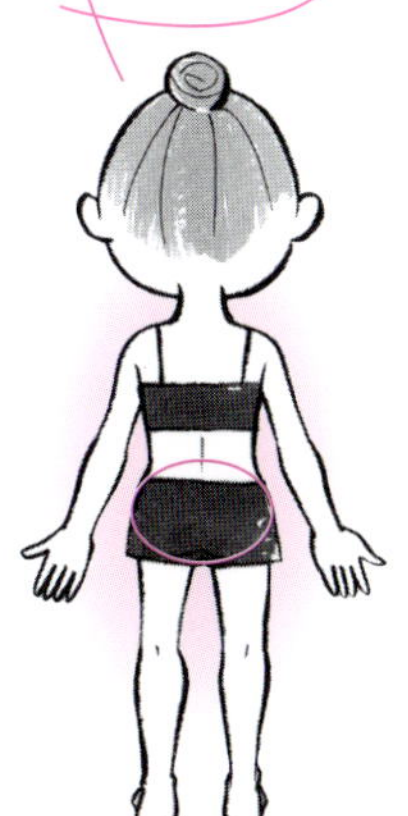

［ POSE 36 ］

両足ぱたんぱたん 寝

お腹まわり、腰まわりが気になる女性は多いもの。両足を寄せ、寝たまま
ぱたんぱたんと倒すだけのこのポーズは、ウエストが気になる方にオススメです。

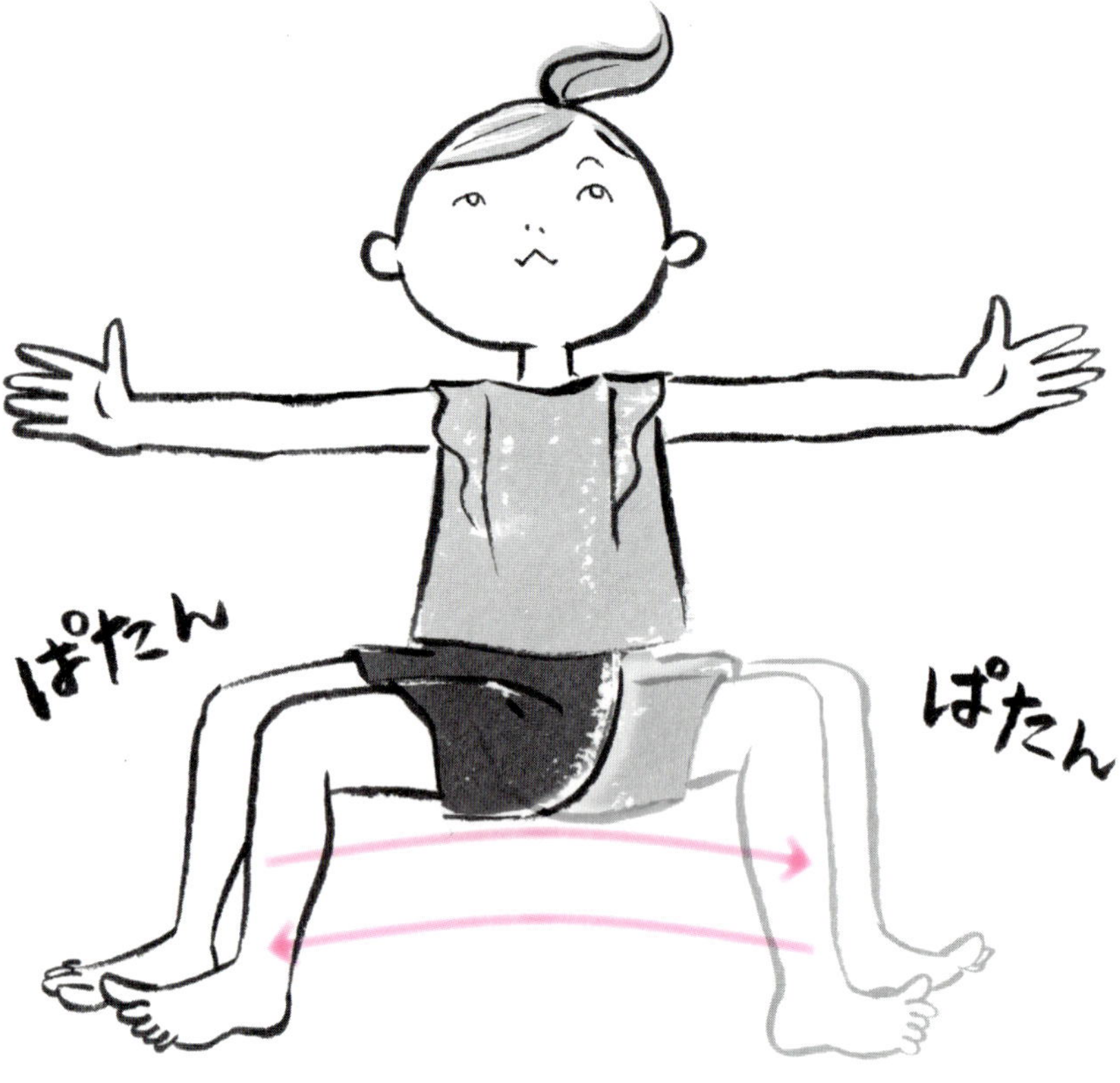

仰向けに寝ているのを俯瞰（ふかん）で描いたイラストです

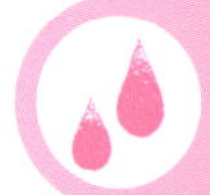

POSE36

仰向けに寝て、手のひらを上にして両手を真横に広げる。両ひざをつけて足を閉じたまま、左右にぱたんぱたんと倒す。数回繰り返す。

手のひらを上にして

手のひらを上にすることで、胸が開きます。腕はリラックスした状態で横に広げておきます。

両ひざをつけて足を閉じ

ひざはなるべくつけて足を閉じます。難しい方は、ひざを寄せているイメージで行いましょう。

左右にぱたんぱたん

フーッと息を吐いたまま倒します。そのとき、倒れたほうと反対側の肩が上がらないように、肩の重さを意識します。足を閉じたまま左右に動かすのが理想です。下側の足で上側の足をもち上げるように動かせば、足が開かずに左右に動かすことができます。

腰まわりのゆるみに
効果的。
ウエストが気になる
方はぜひ！

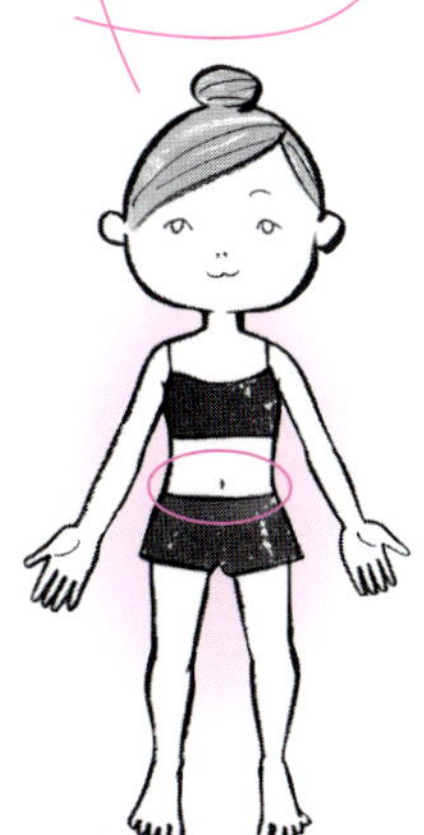

［ POSE 37 ］

うつ伏せでおしりふりふり 寝

シンプルすぎて、こんなにかんたんでいいの？と言われてしまうゆるぴこヨガ。
実際に繰り返して行うことで、からだがゆるみ、こころの解放を実感できます。

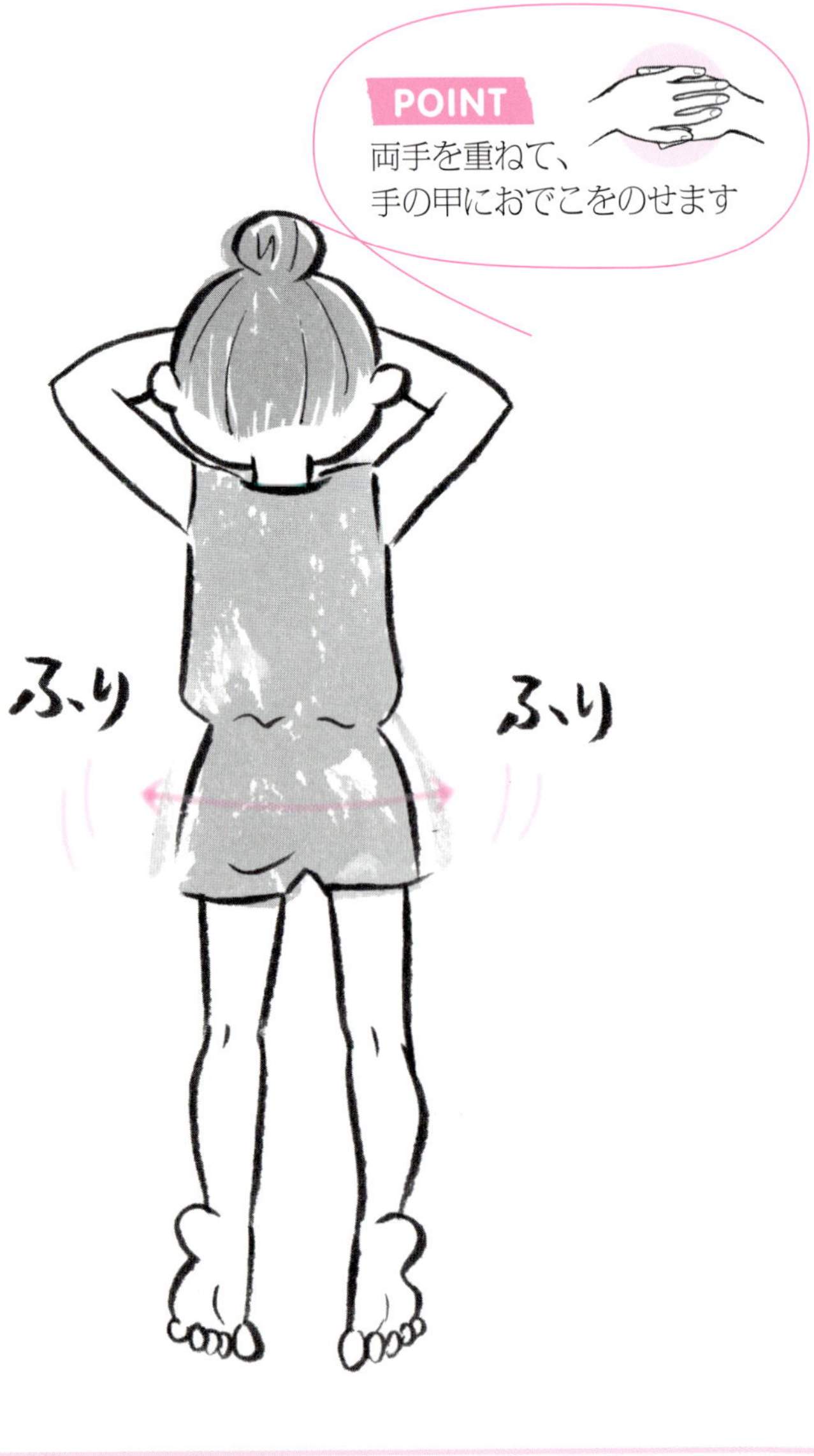

POINT
両手を重ねて、
手の甲におでこをのせます

ふり　ふり

仰向けに寝ているのを俯瞰（ふかん）で描いたイラストです

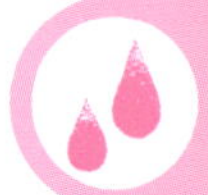
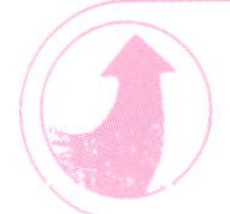
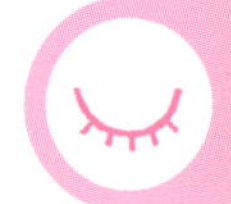

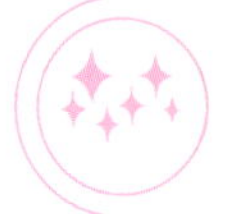

POSE37

うつ伏せになり、両手を重ねておでこの下におく。足首は立てず、自然にのばしたままの状態にする。おしりだけを左右にふりふりと振る。

両手を重ねておでこの下に

顔が床について苦しくならないように、手は重ねておでこの下においておきます。ひじもラクに曲げておきます。

左右にふりふりと

全身を動かそうとせずに、おしりだけを左右に振ります。小さな動きから始めて、自分が気持ちよいと思う範囲でしばらく動かしていきましょう。おしりからつま先にかけてが揺れ、やさしくほぐされていきます。

ももの付け根、ひざ、ふくらはぎ、すね、足の甲、内蔵、下半身のマッサージになります

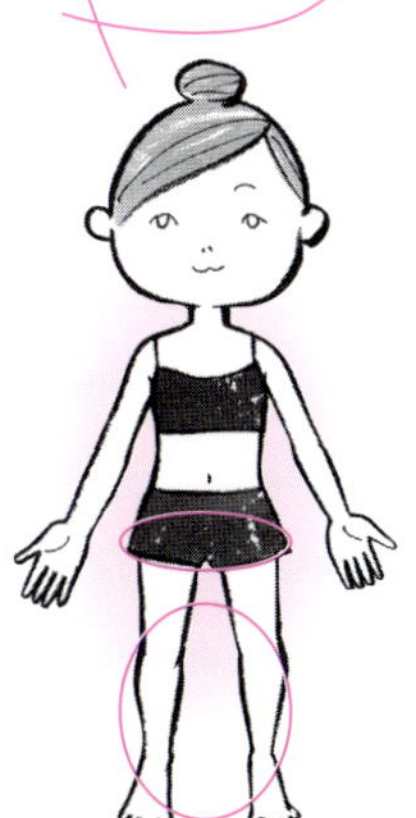

［ POSE 38 ］

ぽんっとおしり叩き 寝

おしりに刺激を与えることって、日常生活であまりないのでは。うつ伏せでぽんっとおしりを蹴ることで、骨盤に振動を与えて、下半身のリラックスにつながります。

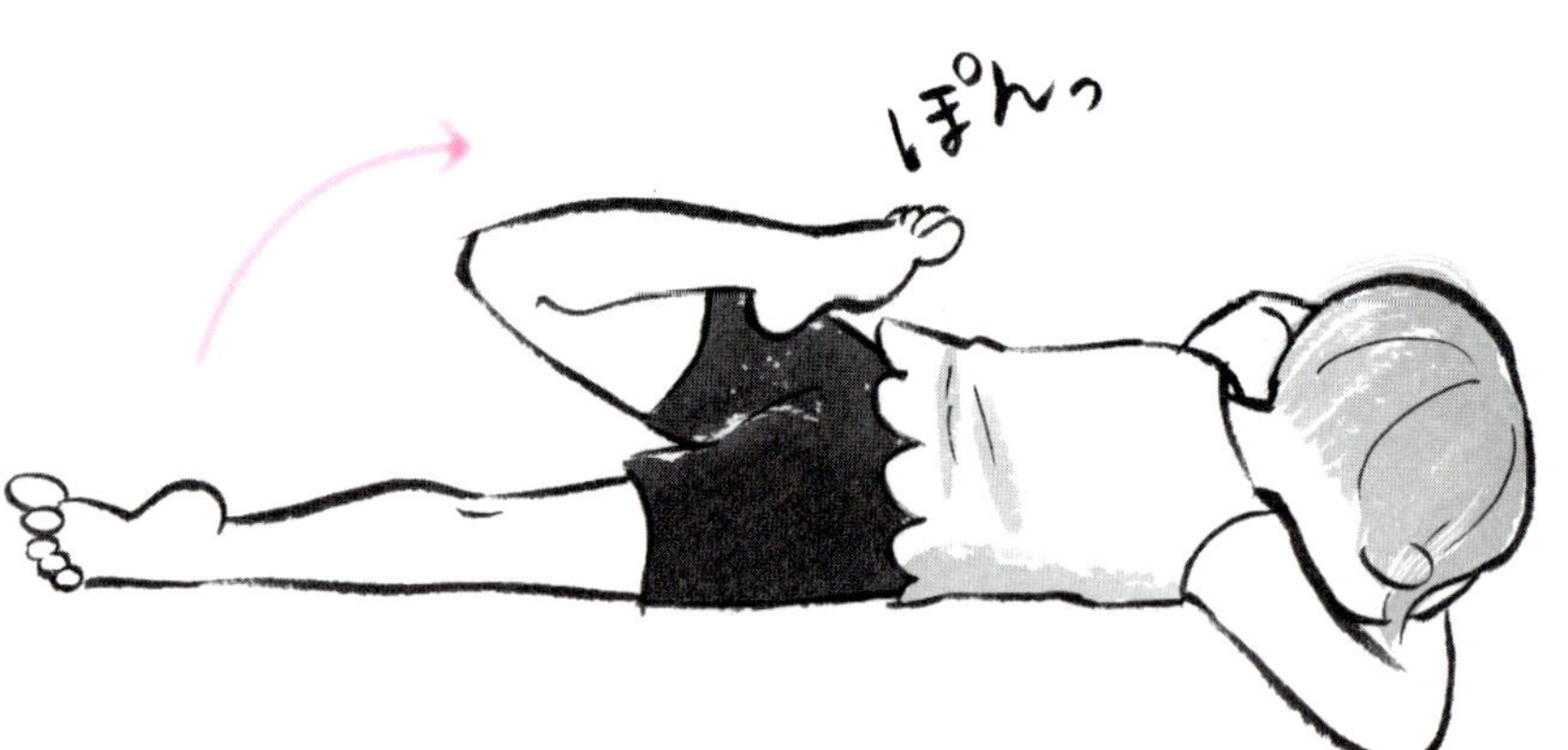

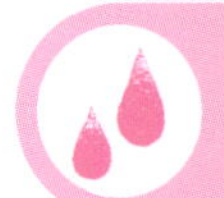

POSE38

うつ伏せになり、両手を重ねておでこの下におく。片足ずつ、かかとでおしりをぽんっと叩く。数回繰り返す。

片足ずつ

素早く繰り返すのではなく、一回一回丁寧に、片足ずつ行います。足の重みでぽんっと蹴ります。一回叩いたら、一度脱力します。

かかとでおしりをぽんっと叩く

ひざや股関節のゆるみを促すとともに、おしりに刺激を与えることで骨盤がほぐれ、血流が良くなります。かかとがおしりに届かない方は、ひざの曲げのばしだけでだいじょうぶ。硬い床で行うと足首を痛めるので、マットなどを敷いて行うのがベストです。

内臓や骨盤への刺激で、腸や子宮も元気になる動きです

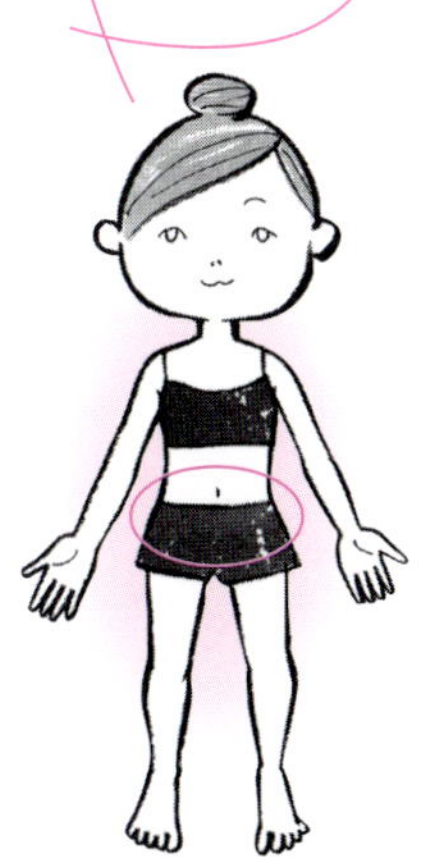

[POSE 39]

軸を整える、そのいち 安

ヨガには一連の動きがあります。全身をゆるめたあとは、からだの軸を整える仕上げのポーズ。全身をリラックスしたいときなどに行ってもだいじょうぶです。

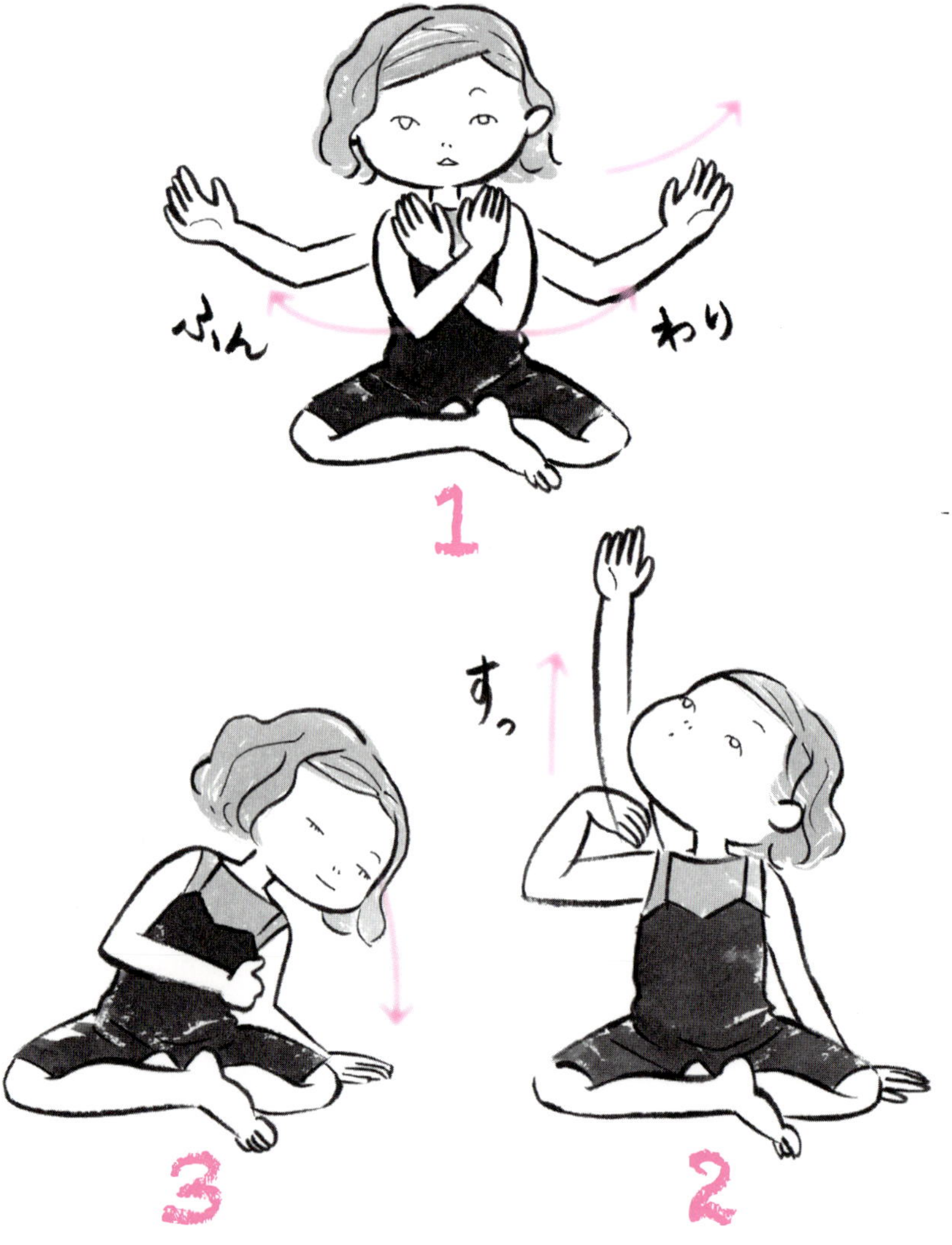

ふんわり

1

すっ

3

2

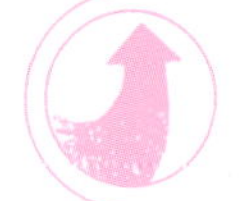

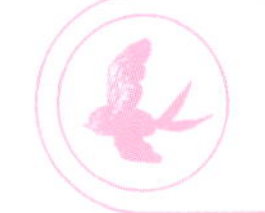
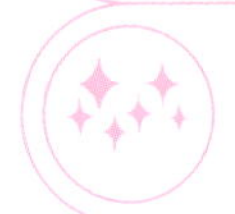

POSE39

安楽座で座り、両手をクロスさせた状態からふんわりと広げる。左手をからだの横におき、右手をひじからすっと上に上げる。上げた手を脇に当て、からだを床においた手の方向に倒していく。反対側も同様に行う。

ふんわりと広げる
まずは胸を開きます。ふんわりと解放された状態からスタートします。

からだの横におき
遠すぎず、近すぎず、ラクな位置におきます。

からだを床においた手の方向に倒していく
息を吐きながら、からだをねじらず横に倒していきます。これまで使ってきた上半身をのばし、整えていくイメージです。

腰の横から骨盤をゆるめ、整えます。疲れたときなどにも効果的なポーズです

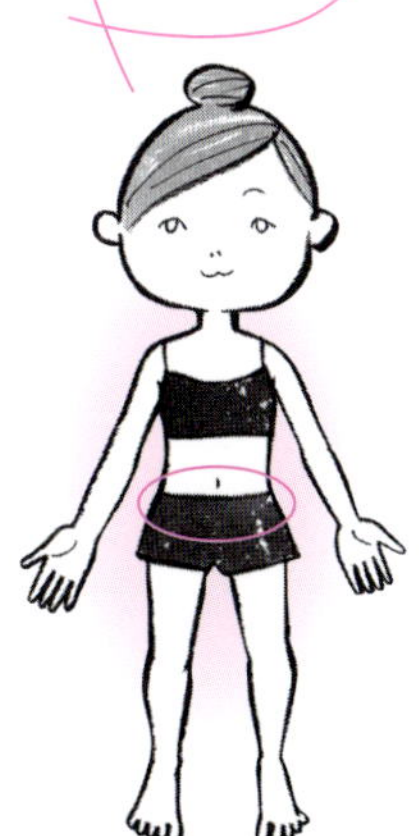

[POSE 40]

軸を整える、そのに 安

仕上げのポーズでは、全身をまとっている空間を感じます。
大きく丁寧に両手を上下、左右に動かしながら、こころを鎮めていきます。

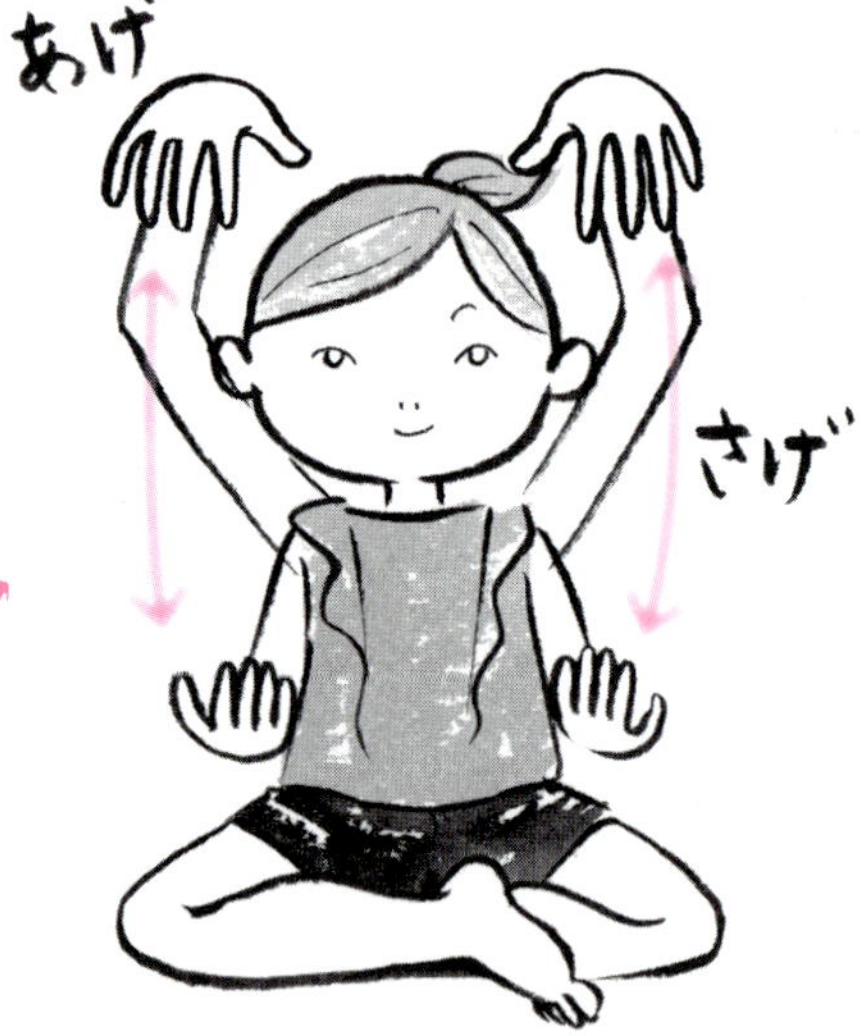

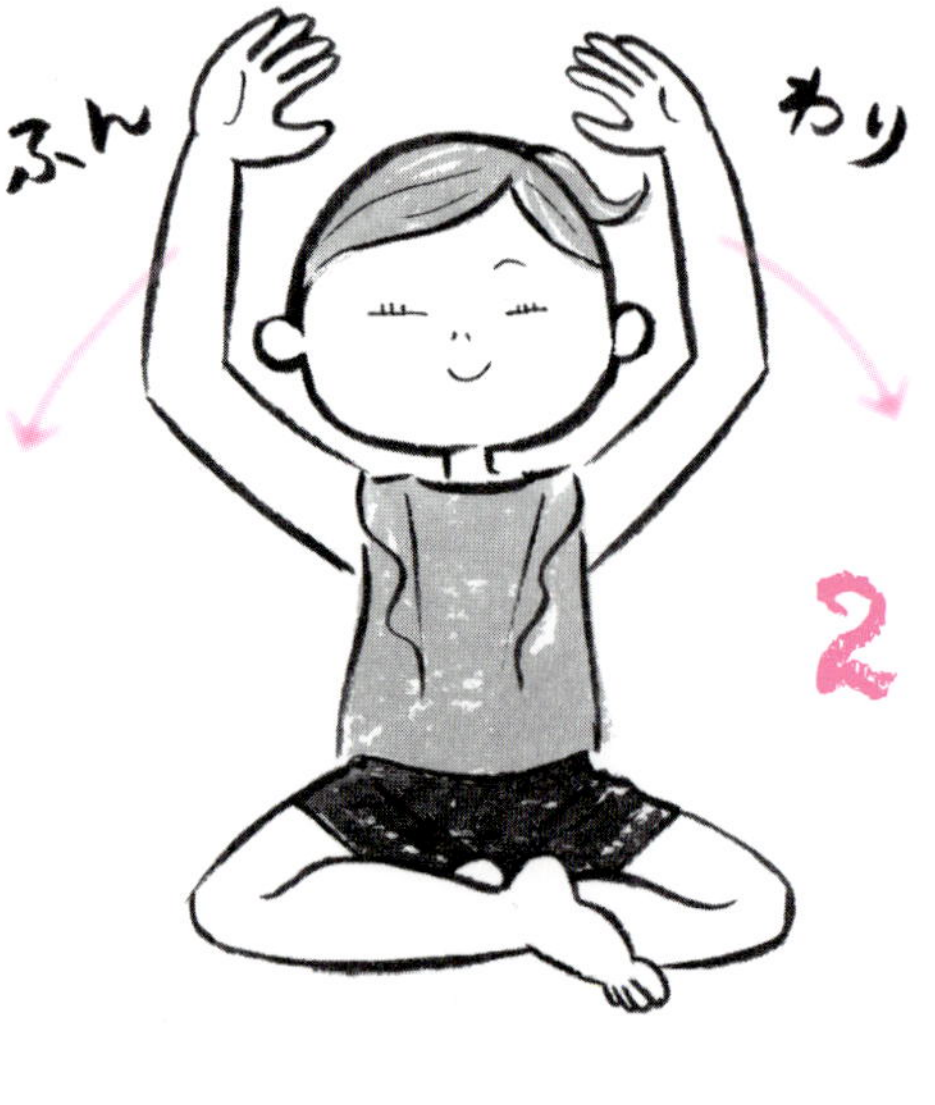

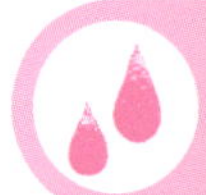

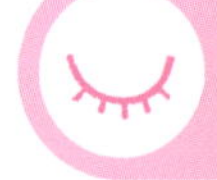

POSE 40

安楽座で座り、両手を数回上げ下げする。そのあと、ふんわりと自分のまわりの空気をつつみこむように、ゆっくり回して下ろす。

両手を数回上げ下げ

手を上げるときは、おばけのポーズで手をだらんとさせ、下げるときは、胸の脇に手のひらを沿わせるようにします。

自分のオーラをつつみこむように

このポーズには、自分をとりまく前後・左右の空間を感じるという意味合いがあります。これまでゆるめて動かしてきたからだを、自分の内に持ってくるイメージです。

肋骨、肩甲骨、
肺が大きく開き、
呼吸が深く
ラクになります

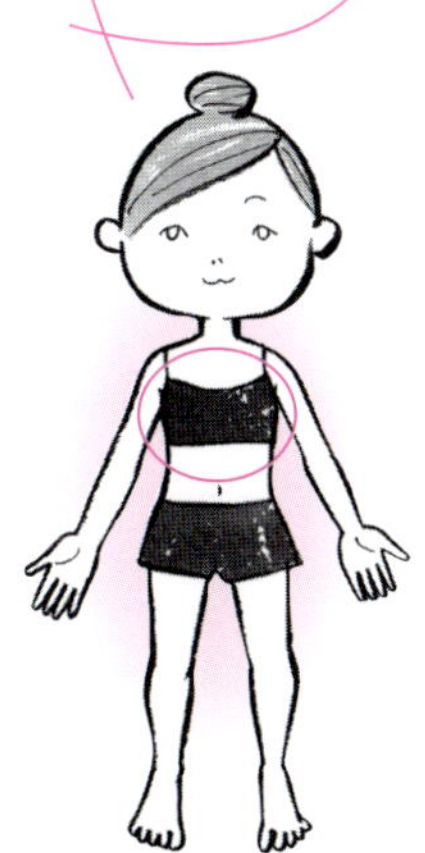

［ POSE 41 ］

第三の目を感じて、合掌 安

ヨガには、第三の目と言われる場所があります。額（ひたい）のまんなか、眉間（みけん）に位置する第三の目を感じることで、からだとこころ、精神のバランスが整えられます。

POINT

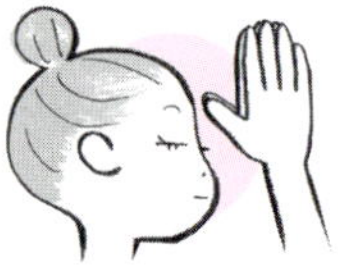

親指は眉間に当てず、すこし間を空けて。意識を第三の目に集中させます

1

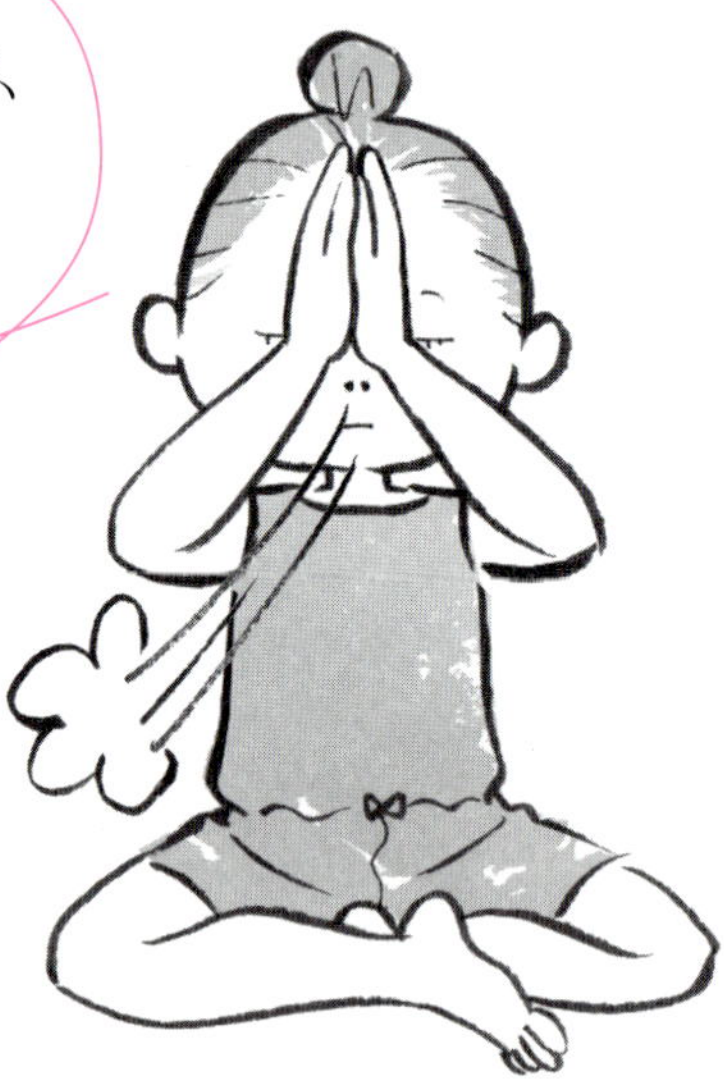

2

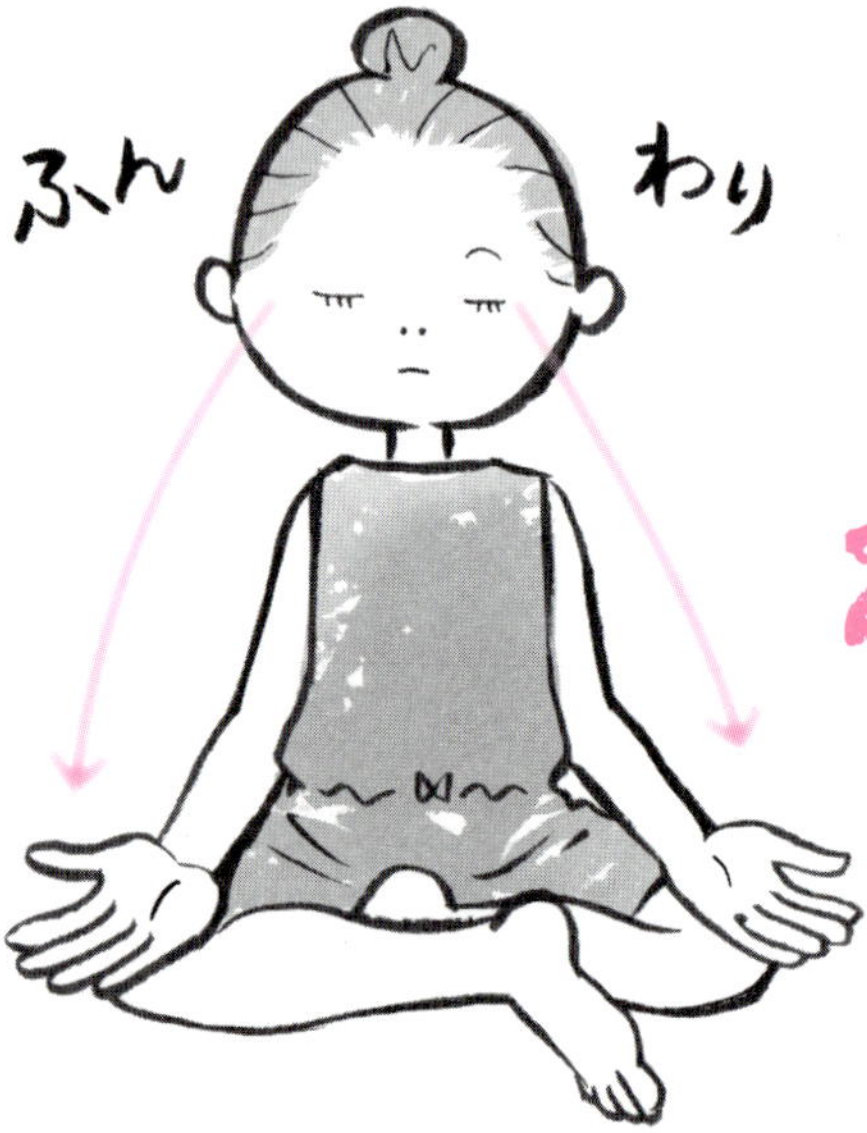

ふんわり

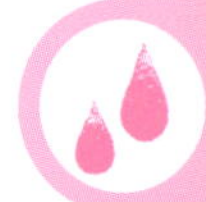

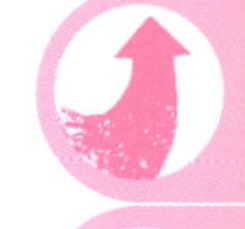

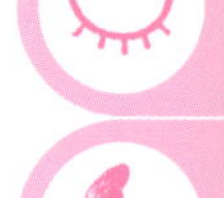

POSE41

安楽座で座り、合掌のポーズのまま、息を吐きながら眉間に親指を持っていく。じんわりと眉間に意識を感じたら、ふんわり両手を下ろし、手のひらを上にしてひざにおく。

眉間に親指をもっていく

眉間には触れずに、意識を集中させます。このポーズは目を瞑(つむ)り、リラックスした状態で行いましょう。

ふんわり両手を下ろし

これで、ゆるぴこヨガの大きな流れは終了です。からだとこころをリセットし、解放へ向かって落ち着かせます。

手のひらから大きなエネルギーを受け取り、いらなくなったものを天に返します

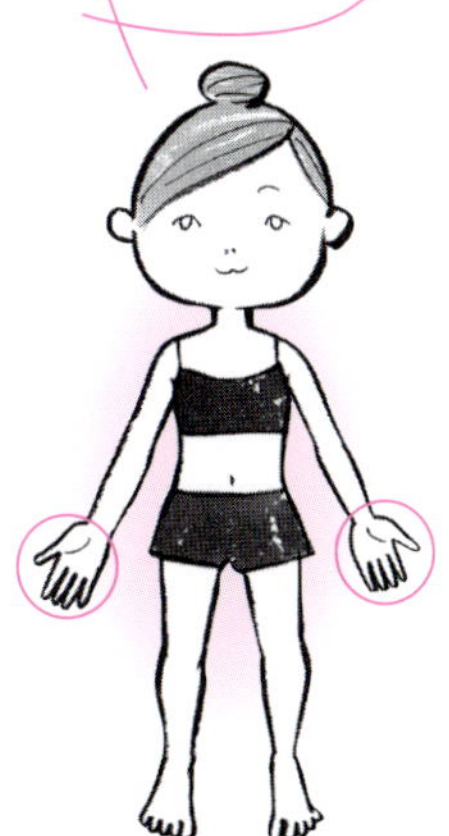

ヨガの終わりに……
宇宙とつながる
シャーバアーサナ

私たちは常に、無意識のうちにからだに力が入っています。無意識なので、ふだんはそれを感じることができません。ヨガのプログラムの最後には、「シャーバアーサナ」という究極の休息ポーズがあります。

ゆるぴこヨガでも、からだを十分にゆるめたあと、さらに横になり、ゆっくりとからだの重みを感じて、力を抜いていきます。

一番の大きな目的は、「宇宙とつながる」こと。肉体の制限から解き放たれて、本来自

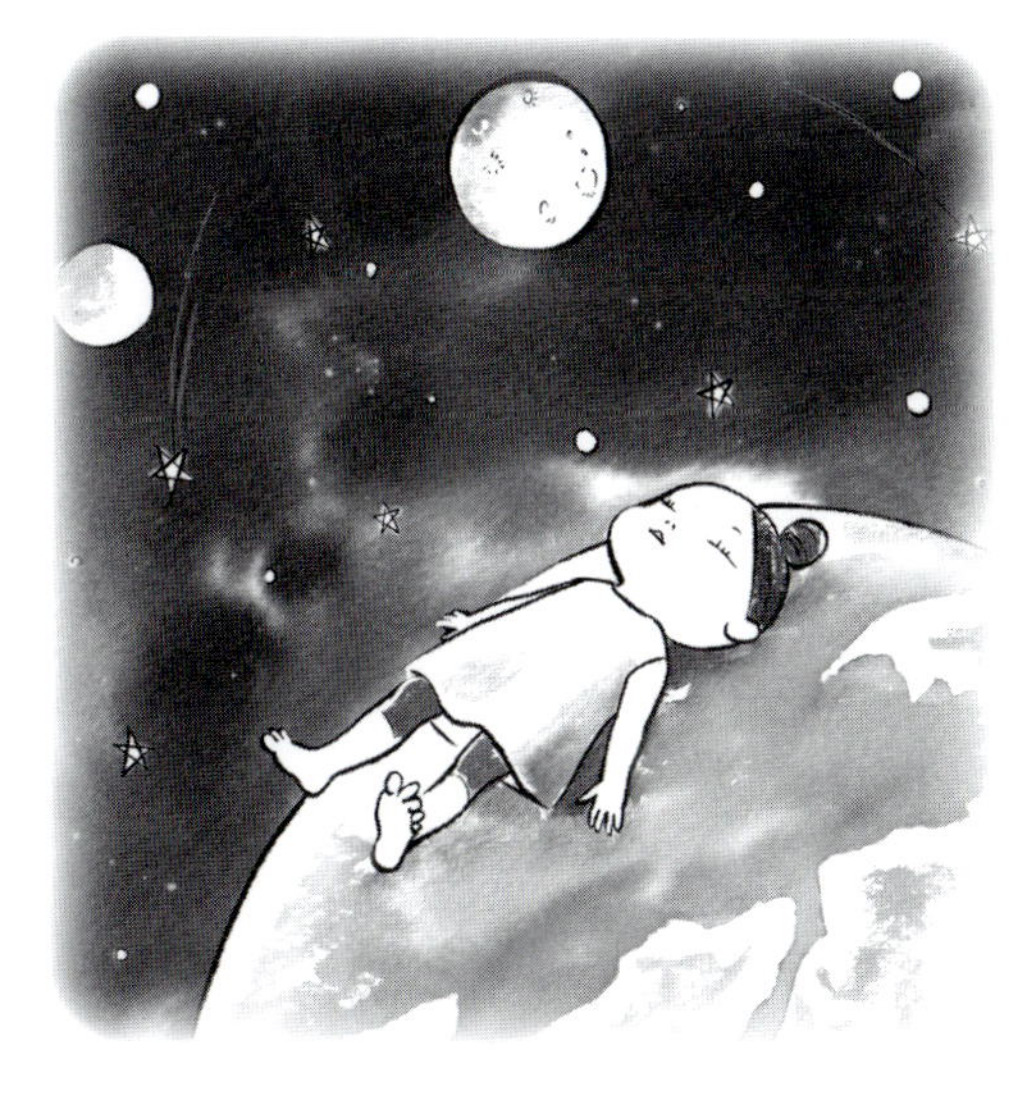

分自身が光の存在であるということを思い出すのです。肉体という不自由な世界を抜けて、宇宙や神様、大いなるなにか（サムシンググレート）の世界へいきます。私たちは、元はその世界にいたのですから。

その世界とつながってから、またこの現世に戻ってきたときに、あなたには大きなエネルギーがみなぎっています。シャーバアーサナはただ寝ているだけではない、とても大事な時間なのです。

ゆるぴこヨガ流 シャーバアーサナのススメ

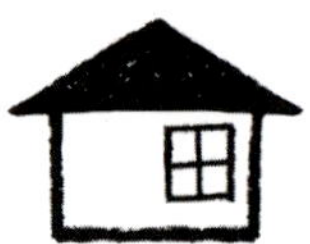

環境

できるだけ静かな環境に身をおきましょう。家族の声やご近所さんの生活音が聞こえないところがベストです。携帯もマナーモードにし、あなたひとりの空間にします。

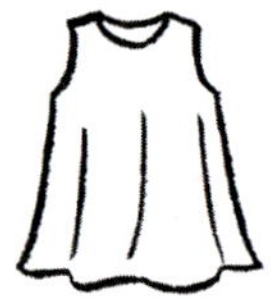

服装

ゆったりとして、締め付けのないラクな服装で行います。シャーバアーサナだけでなく、ゆるぴこヨガでは、ゆるく、リラックスした格好で行うことをすすめています。

時間

決まった時間はないですが、だいたい10〜20分を目安に行います。あまり長い間だと本格的に眠ってしまうので、長くても20分ほどが理想です。

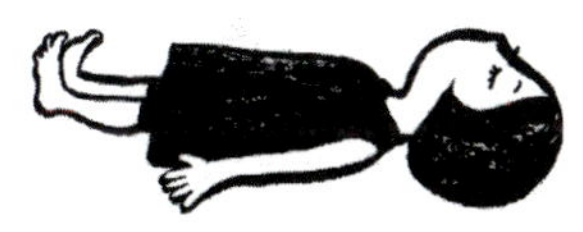

姿勢

仰向けに寝ます。ひざを立ててもいいし、手はどこにおいても構いません。基本の姿勢や、姿勢の制限は何もありません。あまり向きをこまめに変えないほうがいいと思います。動きたくなったら、ゆっくりと体勢を変えていきましょう。

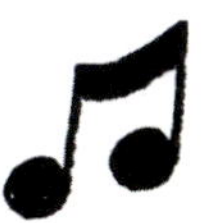

音楽

無音だと、思考にもっていかれてしまうことがあるので、ヒーリングミュージックを流すのがおすすめ。できれば歌詞の入っていない、静かでゆっくりとしたテンポの曲がいいでしょう。耳から入る心地よい音楽は、脳も癒してくれます。

picoおすすめ music

YouTubeで「ヒーリング」や「メディテーション」と検索をかけて、お気に入りのものを見つけてくださいね。また、クリスタルボウルも癒しの音。

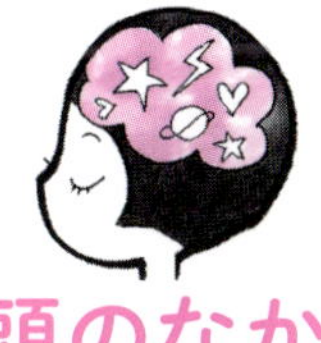

頭のなか

無の状態にすることが理想です。しかし、「考えが止められず、なかなか無になれない」と焦る方もいます。思考は止められないものなのでだいじょうぶ。思考が渦巻いていても、焦らないで。シャーバアーサナの間の思考は、頭やこころのお掃除になります。湧いてくる思考をどんどん流していきましょう。

また、寝ているときにだけ思考を止めることができるので、眠りについてしまってもいいでしょう。ほんの数分で、数時間の睡眠に匹敵する充電効果が得られます。

読むヨガ

実際のレッスンの最後、シャーバアーサナのときの語りです。
ゆったりとした気持ちで読んでみてくださいね。

さあ、ゆっくりゆっくりと肉体を離れていきましょう。

わたしたちは光の存在です。神の世界から、肉体をもって、この地球にやってきました。一人ひとりの人生を生きるために、この地球にやってきました。いろいろな経験をしながら今ここにいます。私たちの本体は、光なのです。

肉体をもって、この人生を歩いてきました。起きることが最善といいながら、悩みや苦しみや問題を抱え、泣きながら、痛みを伴(ともな)いながら生きてきましたね。そのすべては、幸せを感じるために。

すべては愛を知るために。

わたしたちはもう十分に役割を果たし、ここにいます。ラクになりましょう。
肉体を離れましょう。神のもとへ、帰っていきましょう。
リラックスしていきましょう。わたしたちは光です。

地球上の役割、性別、職業、全部外して、ラクになりましょう。
どうしようもないこともあるけれど、すべては最善です。

わたしたち自身、光であることを、愛につつまれていることを知りましょう。
これからすべては叶います。ここはとても安全な場所です。
ゆっくりとくつろいで。

すべて最善。宇宙におまかせしましょう。
だいじょうぶ。だいじょうぶ。

ゆるぴこヨガと出会って

宇宙一ゆる〜いヨガは、こんな変化をもたらしてくれました

対人関係で悩んでいたときに、PICO先生の言葉に出会いました。「なにがあってもだいじょうぶ」「ありのままのあなたでだいじょうぶ」。スッとこころの枷が外れ、次々とミラクルを感じるように。ゆるぴこヨガによって、幸せのリピーターで居続けています。

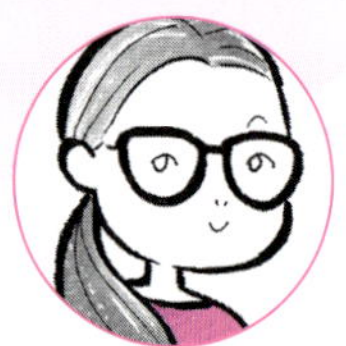

これといった運動をしたこともなく、からだが硬いため、こんなわたしがヨガ教室に通えるものか……と躊躇していました。勇気を出して踏み込んだゆるぴこヨガは、「頑張らなくていいヨガ」でした。ゆるぴこヨガ、という名前だけあって、お年寄りでもできる超かんたんなもの。ポーズというポーズもなく、ヨガのイメージががらりと変わりました。痛くない、無理しなくてもいい。こんなヨガがあったなんて！　いろいろな人にオススメしています。

これまでたくさんのヨガやピラティスを経験しました。目的はダイエットだったり、ストレス解消であったり……。でも、どれも自分にはしっくりときませんでした。PICO先生のヨガは、目的や効果というより「本当の自分と出会えたヨガ」。わたしはヨガで動きたかったのではなく、本当の自分を探していたんだなと思いました。ゆるぴこヨガを始めてから、ふだんの生活のなかでも自然と穏やかな気持ちになれ、ありのままの自分を認めてあげることができました。

職業柄、肩こりや腰痛、それと、からだの不調からくる頭痛に悩まされ続けていました。整体や接骨院、エステ、ジムで運動、ウォーキング……。ありとあらゆることをしても、改善はしなかったのです。瞑想系のヨガとかないかな？と、アンテナを張り巡らせていたところ出会ったのがゆるぴこヨガ。一度行っただけなのに長年の頭痛がなくなりました。その後、頸椎(けいつい)を痛めたときも、ゆるぴこヨガであら不思議！　すっと痛みがなくなりました。ふだんどれだけ筋肉に力を入れて生活しているのかを思い知り、筋肉や全身をゆるめることの大切さを、ゆるぴこヨガで痛感しています。

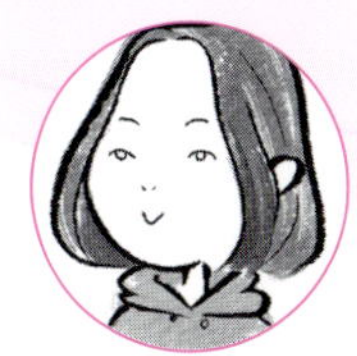

階段をのぼるときは…

胸から
引っ張られるように
上がっていこう
ここを
意識！

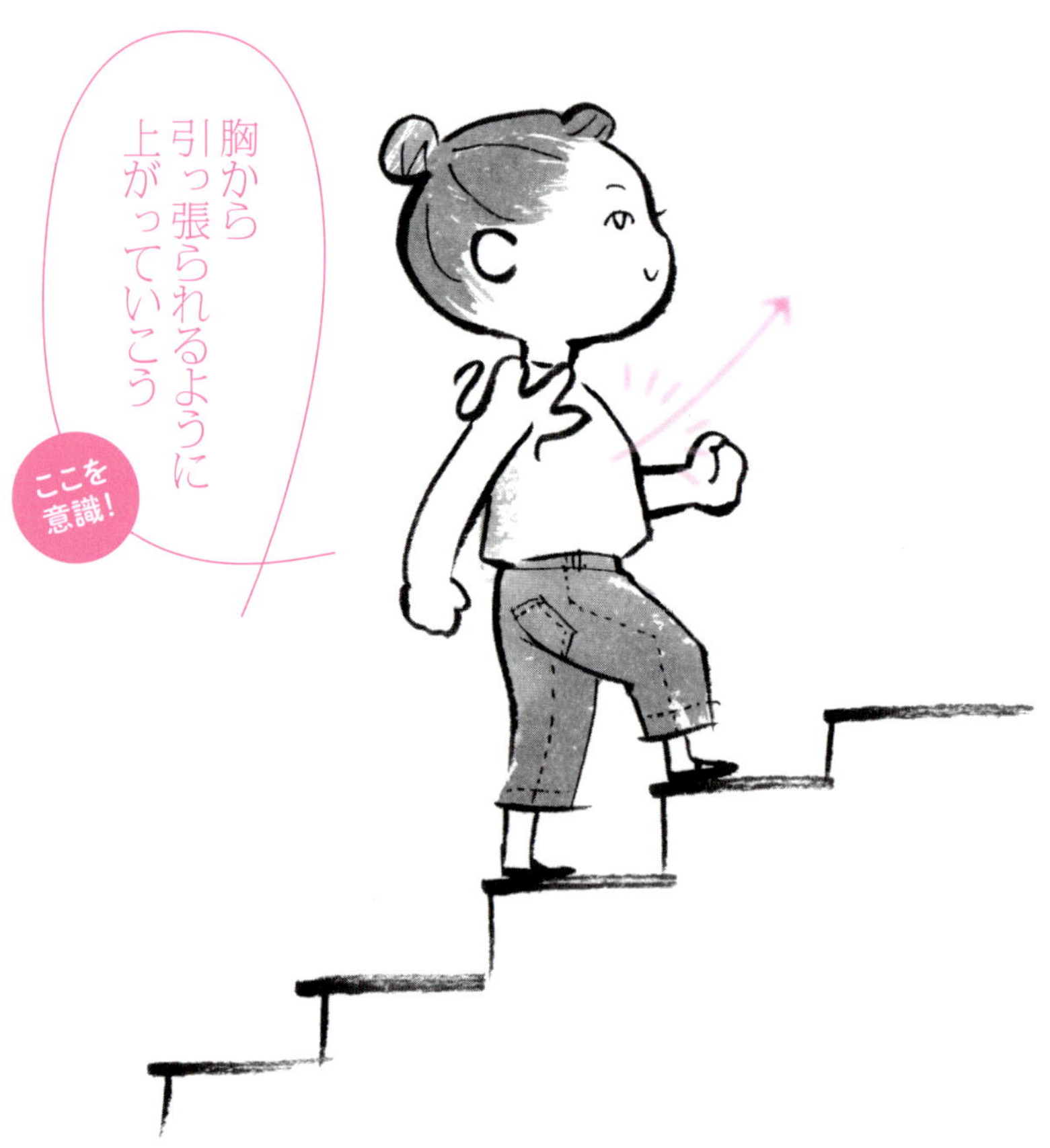

階段をすこしのぼっただけなのに息が切れたり、どっと疲れてしまったりすることがありませんか？　そんな人は、足だけ動かしてももから上げているクセがあるのかも。階段をのぼるときのコツは、「胸から上がっていくイメージをもつ」こと。すると自然に背筋がのびてくるはず。前傾（ぜんけい）するとより足に負担がかかります。疲れているときこそ、胸を張ってのぼっていきましょう！

混んでいる電車では…

ここを意識！
人の波にのっているような、穏やかな気持ちで！

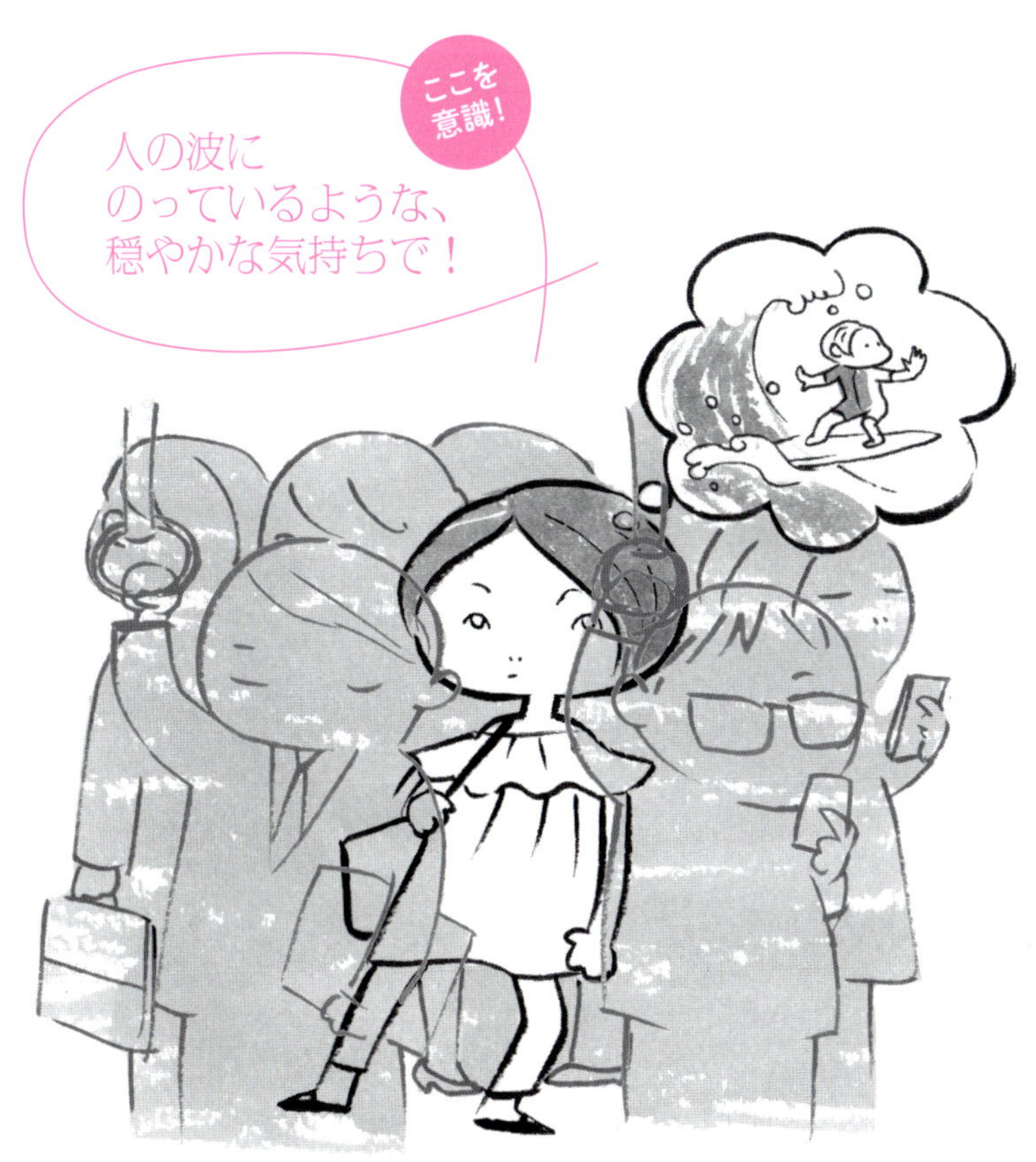

満員電車が好きな人は少ないと思います。でも、立ち方ひとつでからだへの負担が少なく、穏やかな気持ちでいられるはずです。たくさんの人に囲まれている電車では、あらかじめ「進行方向に向かって斜めに立つ」ことを心がけてみて。サーフィンなどと同じ要領。進んでいる車内で利き足でないほうの足をからだの斜め前に出すと、流れに強く、しっかり安定して立つことができるのです。

坂道を歩くときは…

ここを意識！
洗面器をお腹の前でもっているイメージで前を開こう

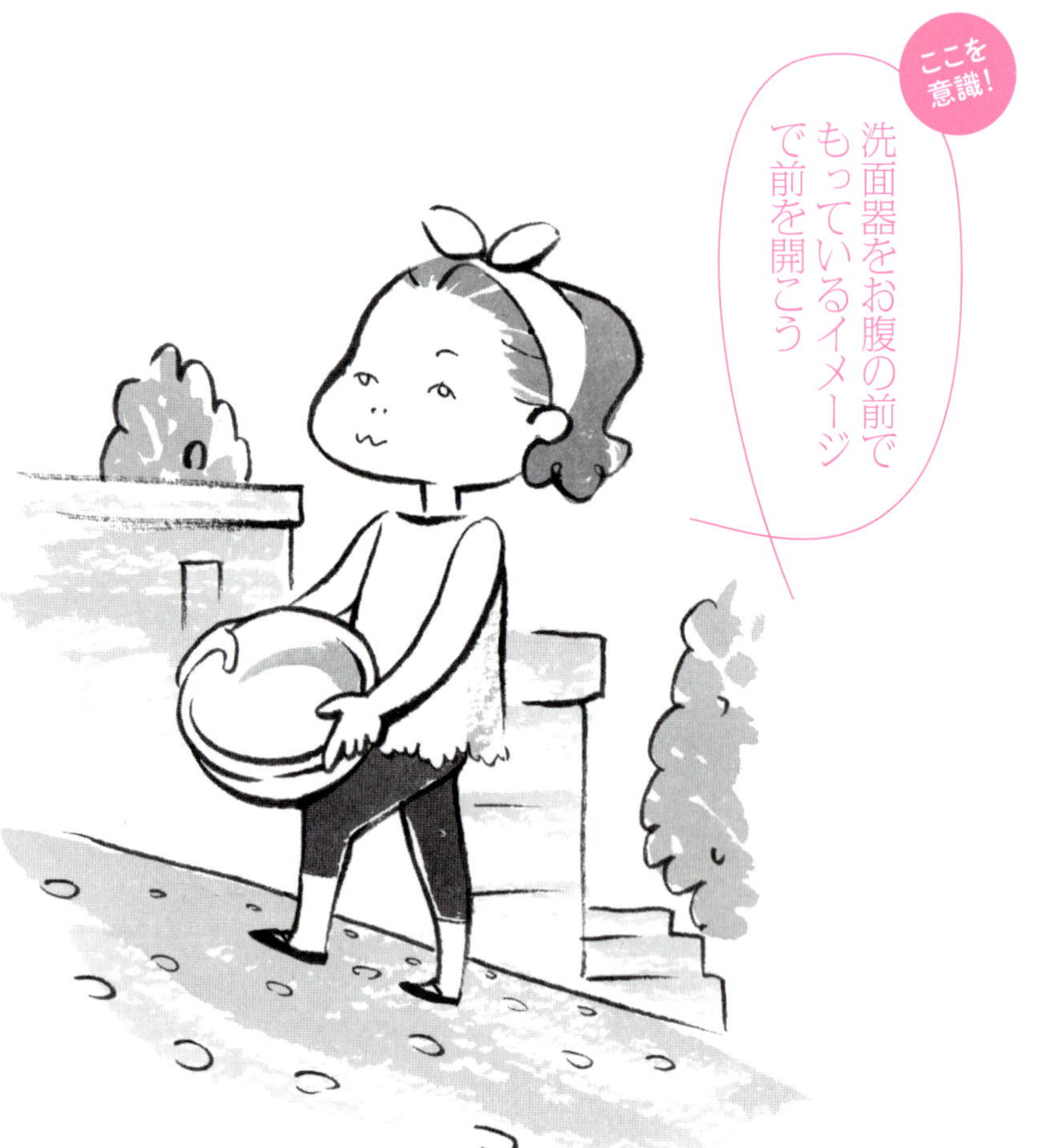

坂道を歩くときも、ムダに足を使わずに歩ける方法があります。「洗面器のような前の開いたものを腰の前でもつ」意識をもってみて。すこし上に傾けて、坂道に対して前に開いたイメージをもつことで、骨盤が開き、歩きやすくなります。これは、どじょうすくいのポーズと同じ！　日常の動きのなかでも何かをイメージすることで、楽しい気分になりますよ。

椅子に座っているときは… その1

思考が開ける、
おまじないみたいな
かんたんポーズ
ここを意識！

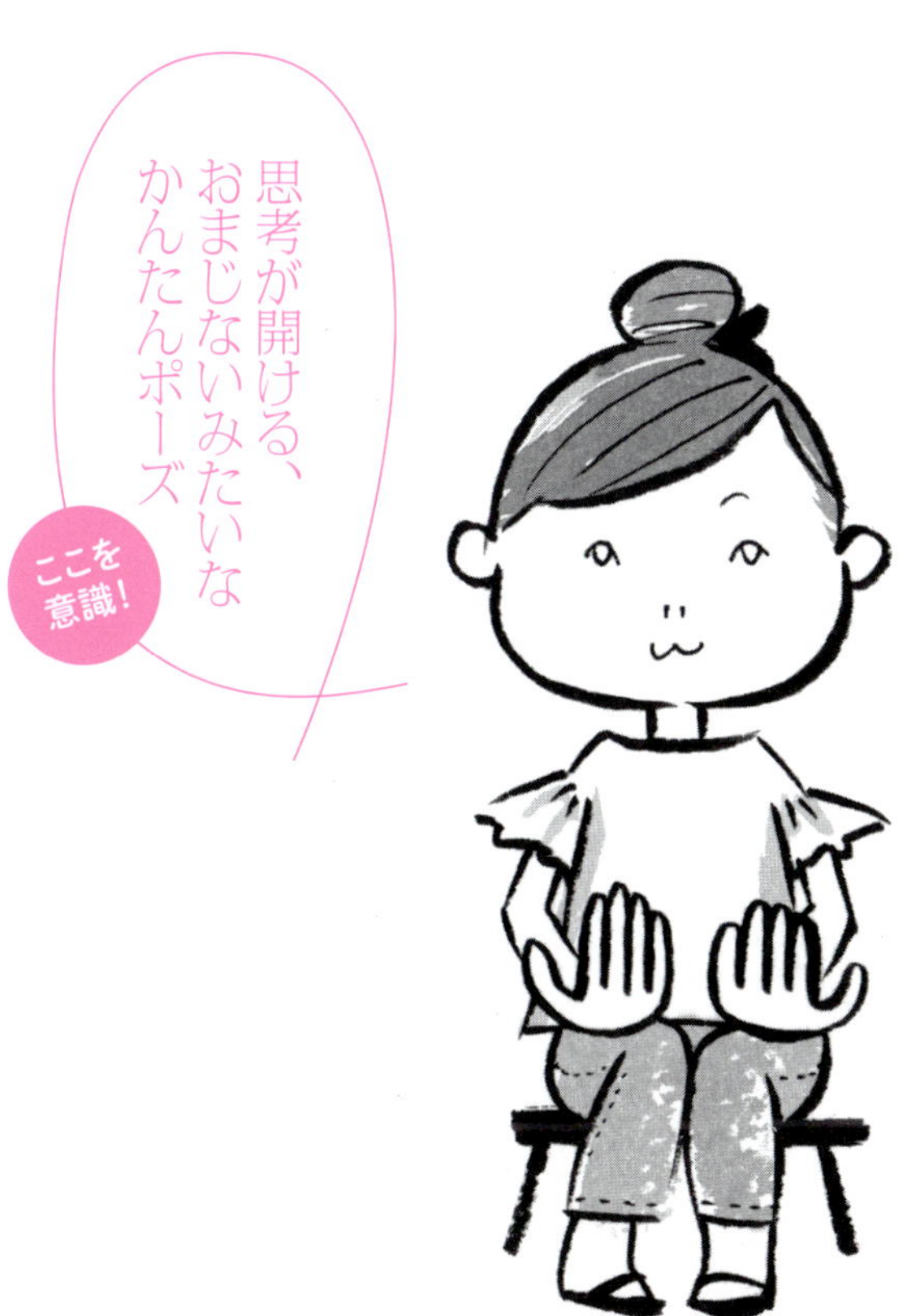

椅子に座って仕事をしているとき、ふと考えごとをすることがありませんか？　そんなときは、「ひざの上に手のひらを上向きにしておいてひと呼吸」します。手のひらを上に向けるだけで肩が外側に開き、自然に胸が開いて呼吸がしやすくなります。胸を張ったりする必要はなく、手のひらを上に！　手のひらから何かステキな考えが入ってくる気がしませんか？

椅子に座っているときは… その2

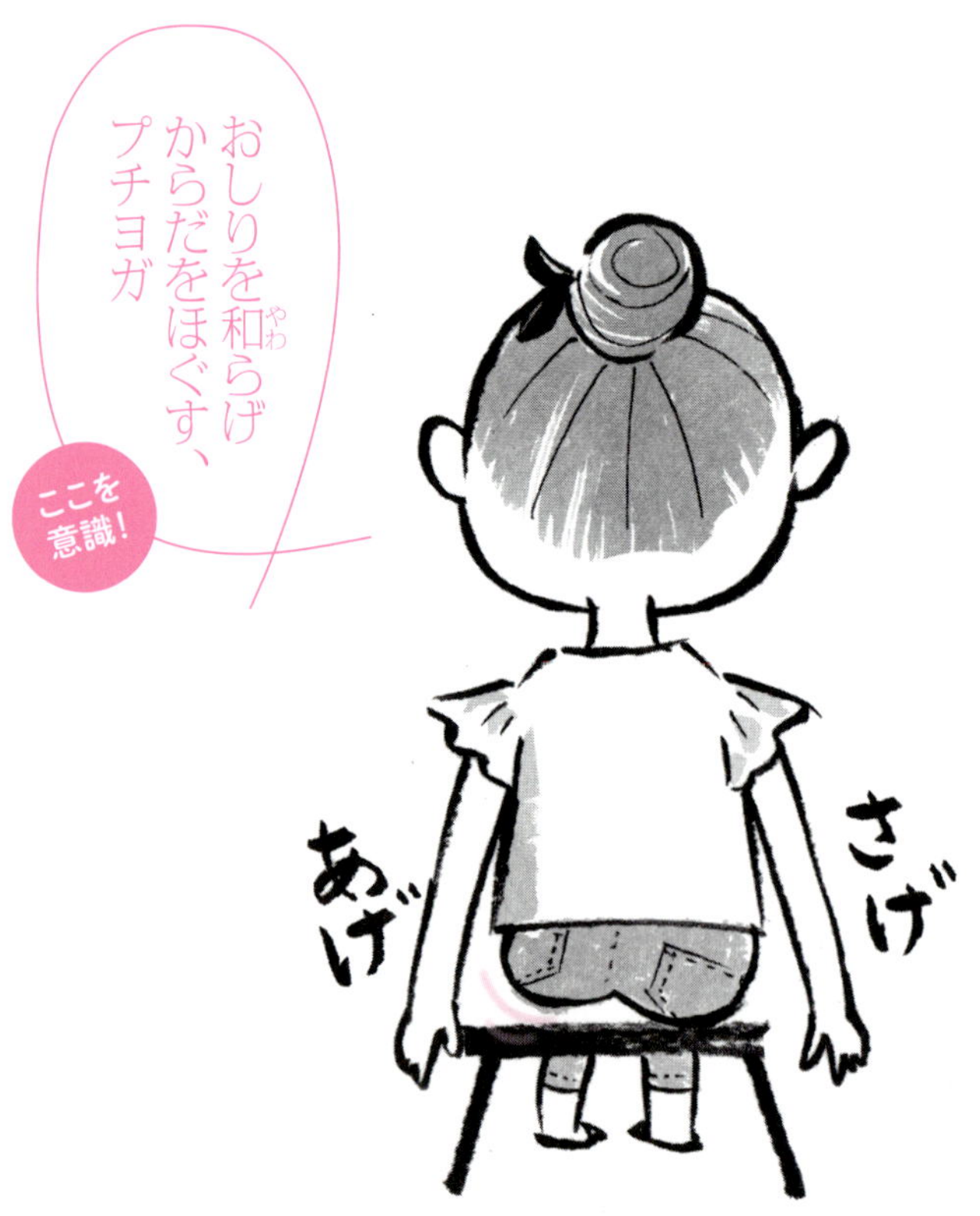

長時間椅子に座りっぱなしでいると、おしりがカチカチに……。下半身の流れが悪くなり、からだが硬くなってしまっています。そんなときには、両手を脇に下ろして「おしりを片方ずつ、上げ下げ」してみましょう。手は、椅子の横においてもだいじょうぶ。上半身はブレずに、おしりだけかるく浮かせるように動かしてみるのがポイント。足の血流がすっと通り、ラクになります。

椅子に座っているときは… その3

ここを意識！
トントンの刺激で、
ゆる〜く下半身を
ほぐしてみよう
トン
トン

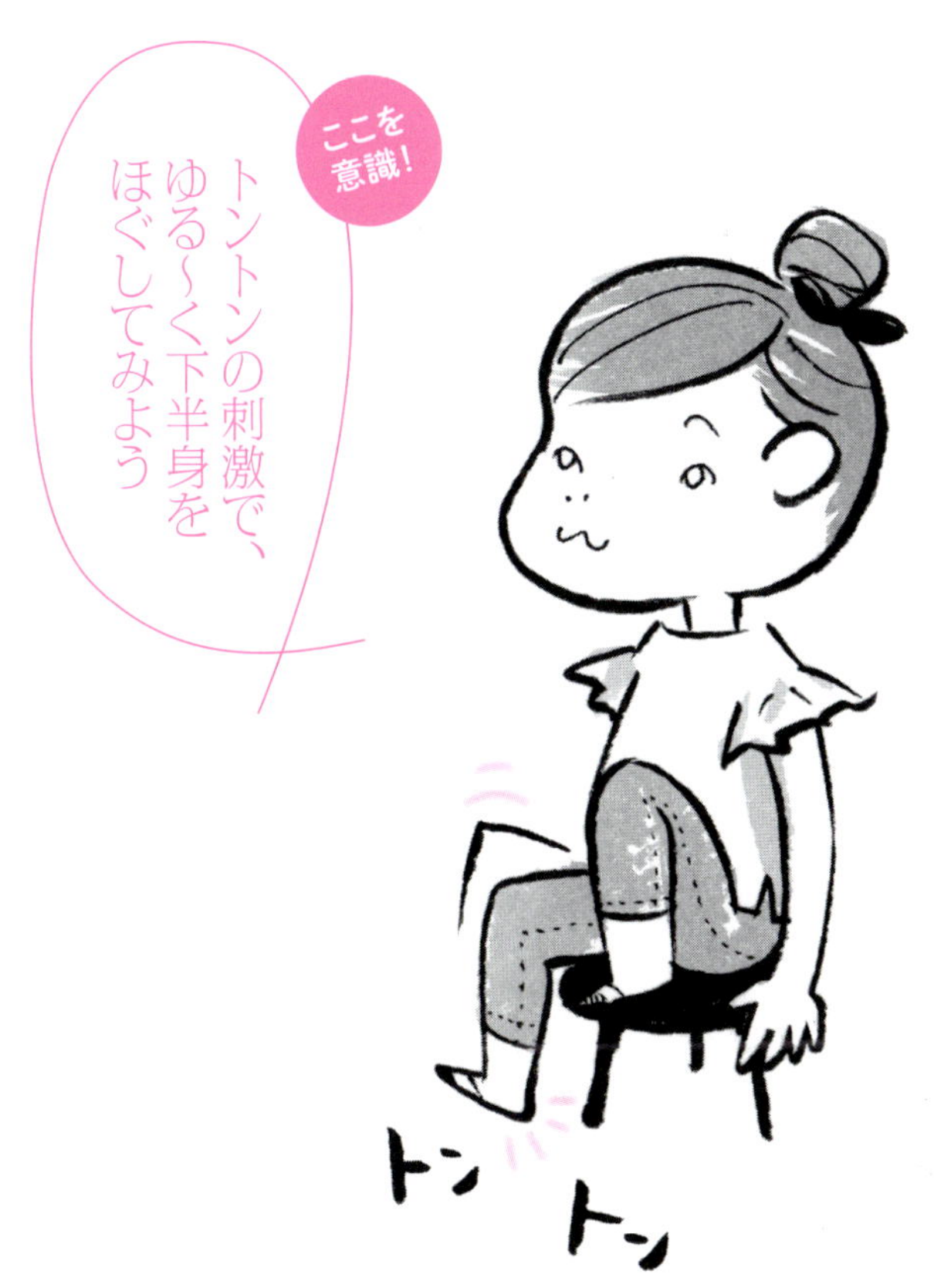

おしりの上げ下げと同じく、下半身をほぐしてゆるめる動きはいくつかあります。椅子に座ったまま、片方の足を椅子にのせ、もう片方の「かかとをトントン」と床で鳴らします。かかとから伝わる刺激で、足がじんわりほぐれてきます。反対側も同じようにやってみてください。片方の足を椅子にのせられない状況のときは、下ろしたままでももちろんだいじょうぶですよ。

椅子に座っているときは… その4

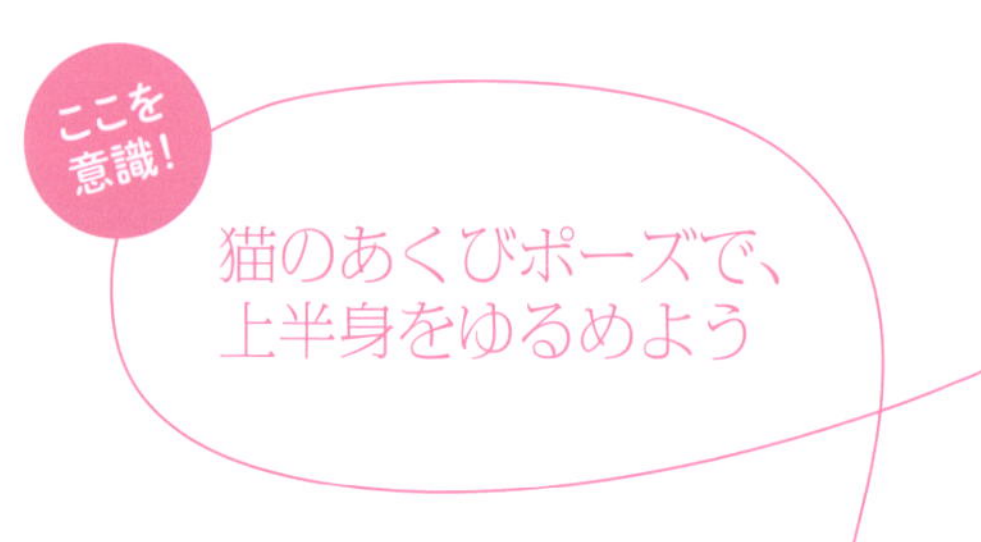

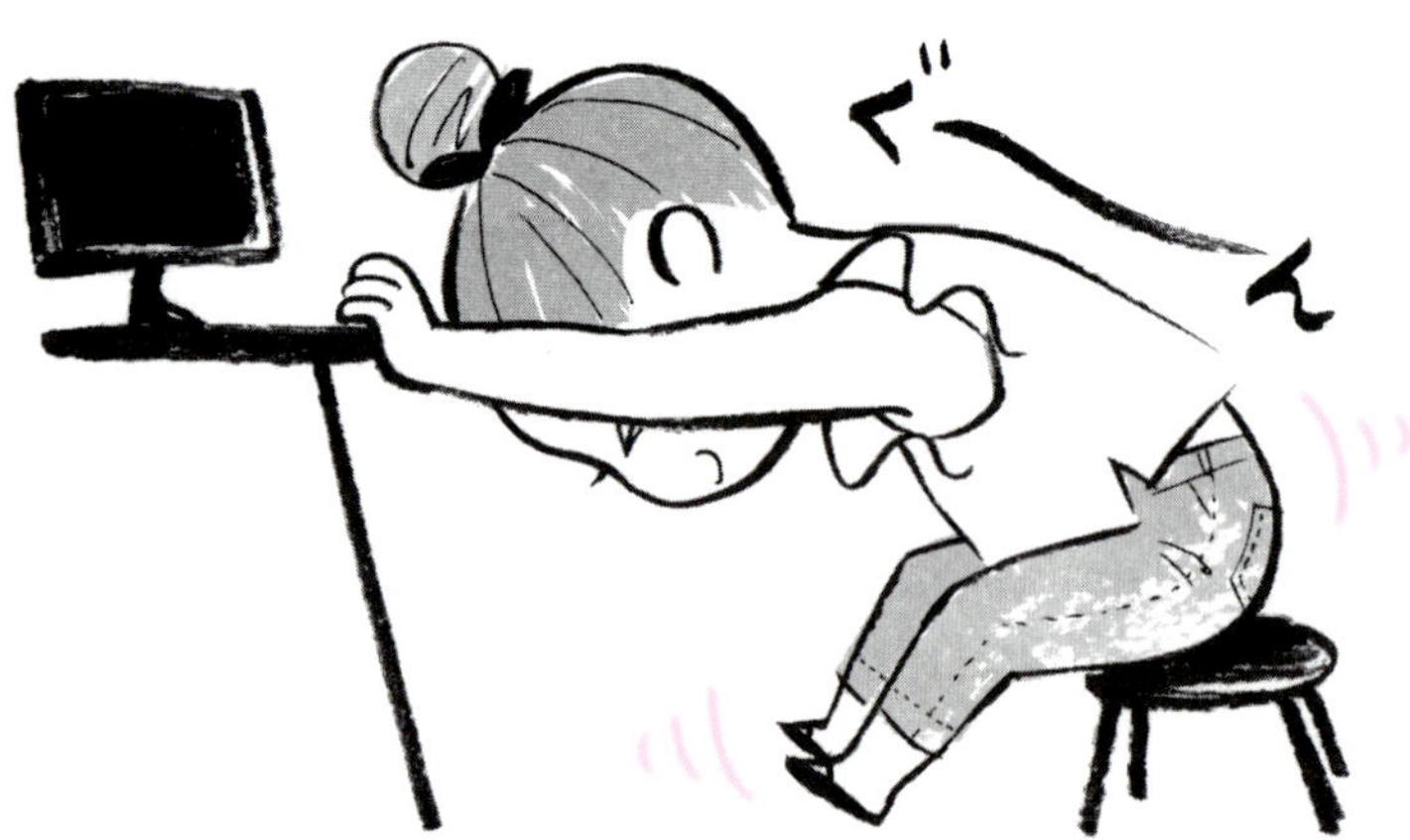

ヨガのなかに猫のポーズというものがあります。これは、その応用編。パソコン作業などでデスクワークが続くと、どうしても腰を痛めてしまいがち。その予防に、「テーブルの縁に手をおき、椅子をすこし引いて背中をぐ〜ん」とのばします。ただし、のばしすぎは禁物。気持ちいいなと思うくらいの加減でのばすと、全身の血行が良くなって、上半身がゆるんでいるのです。

頭の疲れをとるには…

からだもこころも
疲れているときは
一度リセット！
ここを
意識！

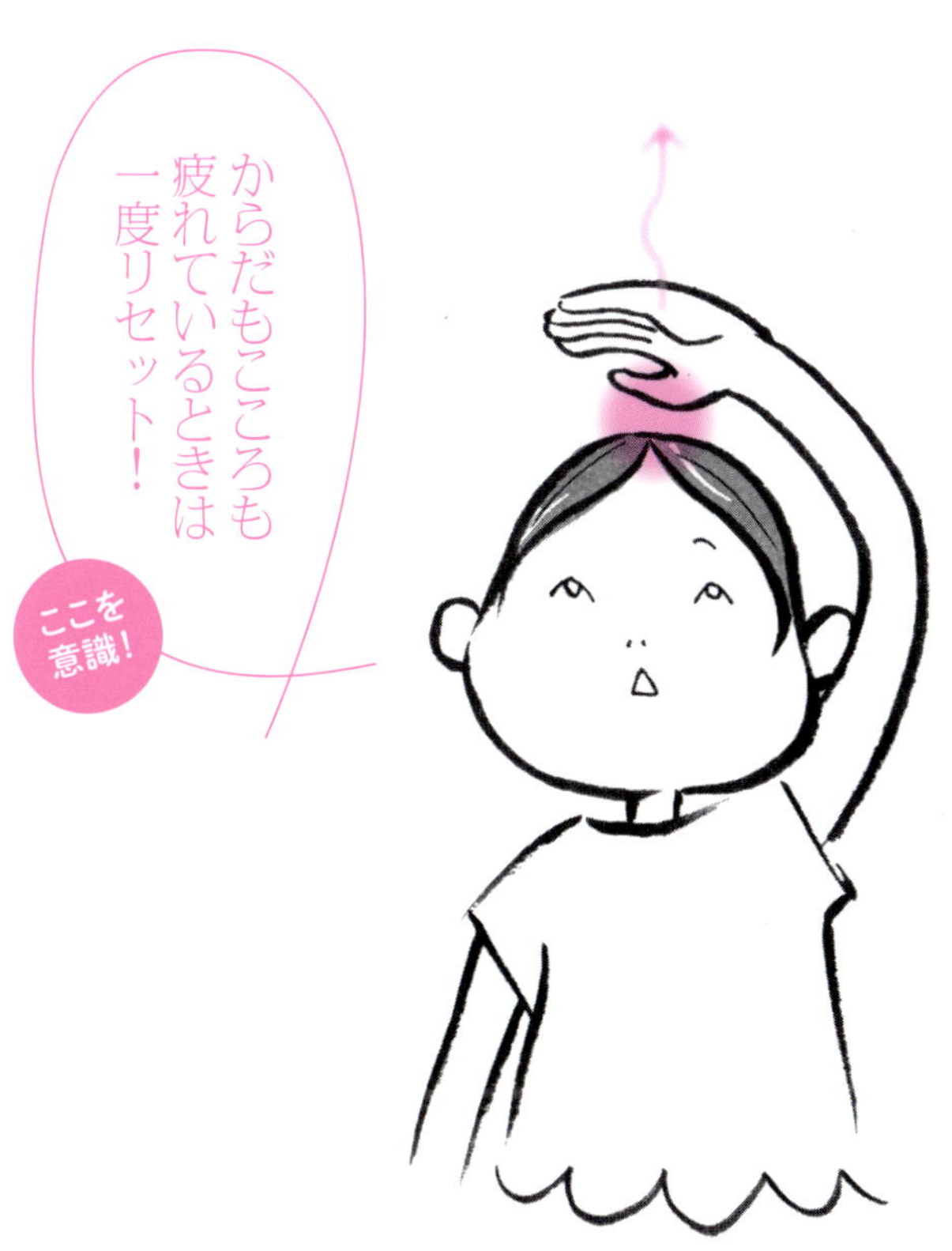

なんだか疲れているなぁとか、思考がはっきりしないなぁなんて日には、頭のなかを一度リセットしてみましょう。片手をつむじの上にしばらくおいて、じんわりと温かくなってくるのを感じたら「ポンッと手のひらを上に上げて」みて。そのときに、頭と手のひらの間に小さなボールをつくるイメージで。あなたの頭のなかのモヤモヤを外に出して、天に返してあげましょう。

かんたん、顔のリフトアップ！

ここを意識！
頭の重みだけでリフトアップして、スッキリ！

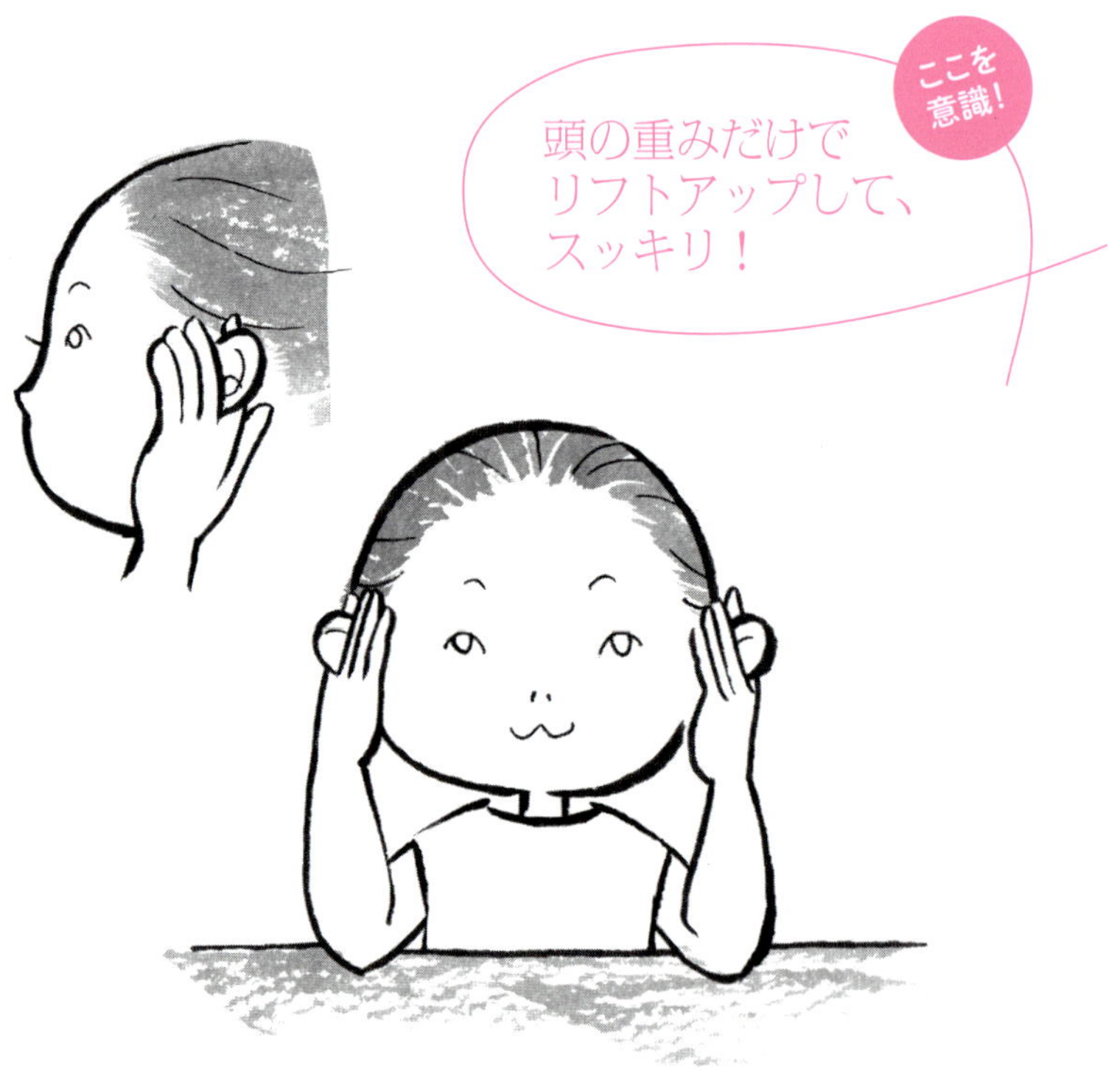

テーブルに座っているときに顔のリフトアップがかんたんにできるヨガがあります。テーブルに両ひじをついて、耳を中指と人差し指でキュッと挟んで、手のひらに頬を沈めていきます。押したり力をかけたりする必要はなく、「頭の重みを手のひらで感じる」だけ。習慣づければ、お顔もスッキリ！　自然と口角(こうかく)も上がってきて、ハッピーな気分になってくるのです。

目が疲れたときは…

ここを意識！
目のまわりの
３か所を、
かるく押さえるだけ！

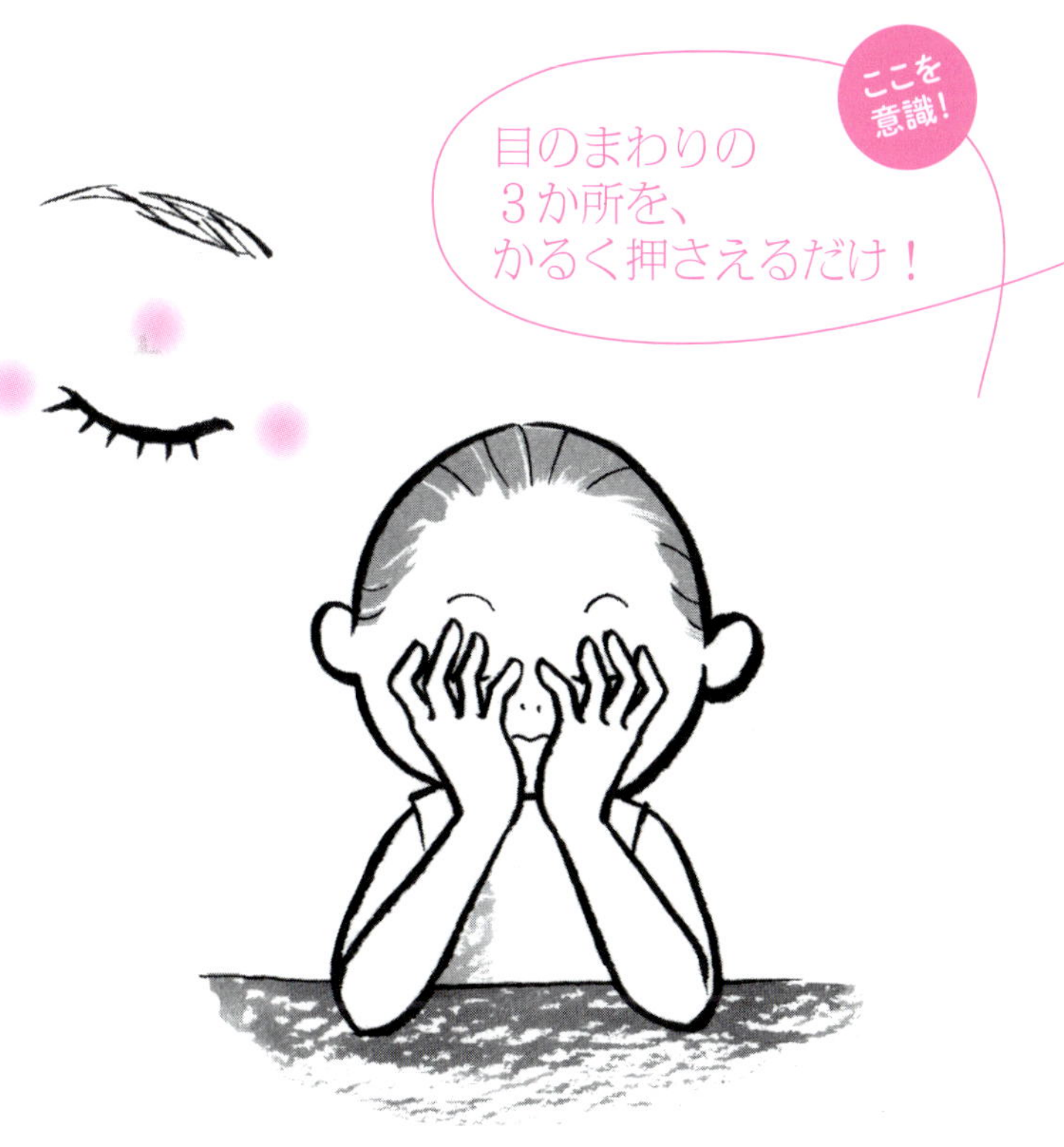

考えに行き詰まったり、なんだか疲れたなぁなんてときは、一度目を休めてみて。テーブルに座ったまま、「頭の重みで目を押さえて」いきます。押さえるのは、まぶたの上・目頭・目尻の３つのポイント。それぞれ、中指・薬指・人差し指の指先で押さえて、頭の重みを感じながら沈めていくだけです。じんわり温かくなってきたら、リフレッシュ完了です！

部位別にゆるめよう！

ゆるぴこヨガ 索引

自分のからだのことは自分が一番よく知っているはず。
今日はここをゆるめてみようという日は、
索引を参考に部位別にゆるめていきましょう。

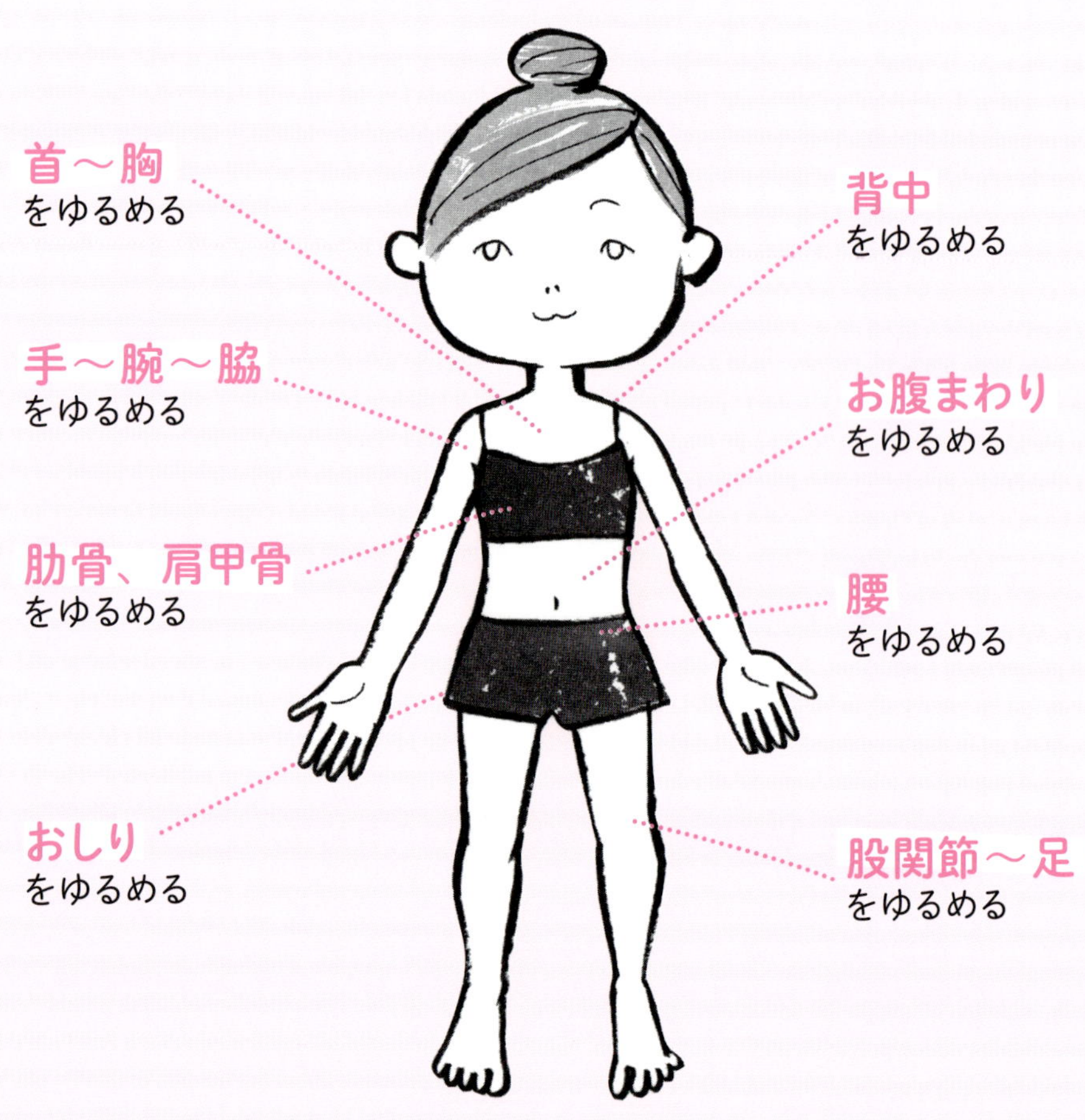

首～胸
をゆるめる

POSE9 おばけポーズで胸開き …………………… P.40
POSE10 上手な腕の回し方 ……………………… P.42
POSE11 頭と腕ばたん ……………………………… P.44
POSE12 ふんわり広がる腕回し ………………… P.46
POSE13 頭の重みで首ゆるめ …………………… P.48
POSE14 頭の重みでくるりんくるりん ……… P.50
POSE17 ぱあっと胸開き ………………………… P.56
POSE18 腕ぐるんぐるんぶんぶん …………… P.58
POSE21 耳ぱたぱた ……………………………… P.64
POSE22 かかしでくるり ………………………… P.66
POSE27 両手を出して、はいどうぞ ………… P.76
POSE32 寝たままバンザイ ……………………… P.86
POSE34 寝たままぶるぶる ……………………… P.90

手～腕～脇
をゆるめる

POSE20 すーっと伸びて、脇開き …………… P.62
POSE22 かかしでくるり ………………………… P.66
POSE26 片腕、ひじからだらん……………… P.74
POSE41 第三の目を感じて、合掌 ………… P.104

肋骨、肩甲骨
をゆるめる

POSE7 ぱあっと、きらきら …………………… P.36
POSE8 両腕上げ下げ ……………………………… P.38
POSE9 おばけポーズで胸開き ………………… P.40
POSE10 上手な腕の回し方 ……………………… P.42
POSE11 頭と腕ばたん ……………………………… P.44
POSE15 のどから手が出る ……………………… P.52
POSE28 胸&肩開き ………………………………… P.78
POSE30 寝たままごろごろ ……………………… P.82
POSE32 寝たままバンザイ ……………………… P.86
POSE40 軸を整える、そのに ………………… P.102

背中
をゆるめる

POSE28 胸&肩開き ………………………………… P.78
POSE30 寝たままごろごろ ……………………… P.82
POSE33 すとんと、幽体離脱 ………………… P.88

お腹まわり
をゆるめる

POSE4 ボードこぎこぎ…………………… P.30
POSE19 からだシェイク…………………… P.60
POSE23 ふんわりから、ぎゅ～ ……………… P.68
POSE24 上半身ぱたん、ずるずる………… P.70
POSE25 おしりくいくい…………………… P.72
POSE26 片腕、ひじからだらん…………… P.74
POSE31 寝たまま片足上げ………………… P.84
POSE34 寝たままぶるぶる………………… P.90
POSE38 ぽんっとおしり叩き……………… P.98

腰をゆるめる
をゆるめる

POSE15 のどから手が出る………………… P.52
POSE16 立ったまま逆立ち………………… P.54
POSE24 上半身ぱたん、ずるずる………… P.70
POSE29 ウエストくるり…………………… P.80
POSE30 寝たままごろごろ………………… P.82
POSE31 寝たまま片足上げ………………… P.84
POSE35 おしりでゆらゆらころん ………… P.92
POSE36 両足ぱたんぱたん………………… P.94
POSE39 軸を整える、そのいち…………… P.100

股関節～足
をゆるめる

POSE1 足首ぱたぱた………………………… P.24
POSE2 つま先ぐるぐる …………………… P.26
POSE3 片足ぱたんっ ……………………… P.28
POSE5 スネなでなで ……………………… P.32
POSE24 上半身ぱたん、ずるずる………… P.70
POSE31 寝たまま片足上げ ……………… P.84
POSE32 寝たままバンザイ ……………… P.86
POSE34 寝たままぶるぶる………………… P.90
POSE37 うつ伏せでおしりふりふり……… P.96

おしり
をゆるめる

POSE6 おしり、ゆらゆ～ら……………… P.34
POSE25 おしりくいくい…………………… P.72
POSE35 おしりでゆらゆらころん………… P.92
POSE37 うつ伏せでおしりふりふり ……… P.96

おわりに

ゆるぴこヨガの世界に触れたみなさん、こころもからだもゆるみましたか?

わたしは、たくさんのメンバーさんがゆるぴこヨガによってどんどん元気になり、生き生きとしてくるのを目の当たりにしてきました。痛めていたひざや腰、肩がいつの間にかラクになったり、柔軟体操は一切していないのに気がついたら前屈でぺたーっと床につくようになっていたり。

たくさんのメンバーさんたちの変化は、わたしの自信になりました。だから、このヨガを広めたい。誰もが健康になり、こころが解放されて幸せになれるヨガを。

ゆるぴこヨガは、従来のヨガというカテゴリーには当てはまらないものなのかもしれません。その意味では画期的であり、世界初のヨガなのです。

この本は、長きにわたって私のレッスンを受けてくださったメンバーさんたちのおかげで出来上がりました。ありがとうございます。感謝でいっぱいです。みんなー、ようやく本になりましたよー!

そして、何度も構成を練り直し、編集に関わってくださった森岡編集長、半田一成さん、ライターの遠藤るりこさん、イラストレーターの吉岡香織さん、デザイナーの高橋利枝さん、みなさんありがとうございました!

PICO らぶ♡

PICO（ぴこ）

横浜生まれ。「ゆるぴこヨガ」創始者。フィットネスインストラクター、ジュニアダンスインストラクター、ヨガインストラクターを経て、「体と心のつながり」がいかに大切かを学び、また自らの体の不調をもって第一線から退く。体をゆるめることが忙しい現代人の心の緊張を溶かしていくという理念のもとに、ポーズや呼吸法にとらわれない誰でもできる「ゆるぴこヨガ」を構築する。相談者の心に寄り添う心理カウンセラーとしても活躍。著書に『運命上昇！何をしても幸せになっちゃう方法』（ヒカルランド）、『宇宙のすべてがあなたの味方』（山川亜希子氏との共著、新日本文芸協会Ω）がある。

■ブログ「いつでもPICO といっしょ」
https://ameblo.jp/akiaki0830-juria/

STAFF
アートディレクター　土岐旬哉（玲企画）／デザイナー　高橋利枝（カバー・本文）／イラスト　吉岡香織／編集ディレクション　半田一成（玲企画）／編集　遠藤るりこ

心（こころ）も体（からだ）もラク～になる
宇宙一（うちゅういち）ゆる～いヨガ

2018年１月20日　初版１刷発行
2018年３月25日　　　２刷発行

著　者　PICO
発行者　田邉浩司
発行所　株式会社 光文社
〒112-8011　東京都文京区音羽1-16-6
電話　編集部 03-5395-8172　書籍販売部 03-5395-8116　業務部 03-5395-8125
メール　non@kobunsha.com
落丁本・乱丁本は業務部へご連絡くだされば、お取り替えいたします。
組　版　近代美術
印刷所　近代美術
製本所　榎本製本

ISBN 978-4-334-97972-0